國防醫學院

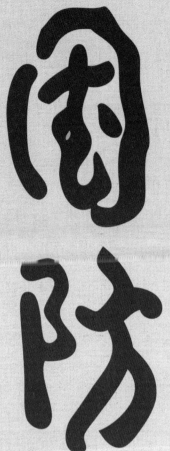

國醫百年 源遠流長
——耆老口述

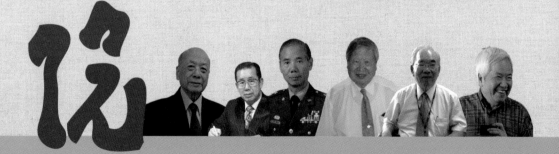

目 錄

訪談人物寫真

訪談人物寫真

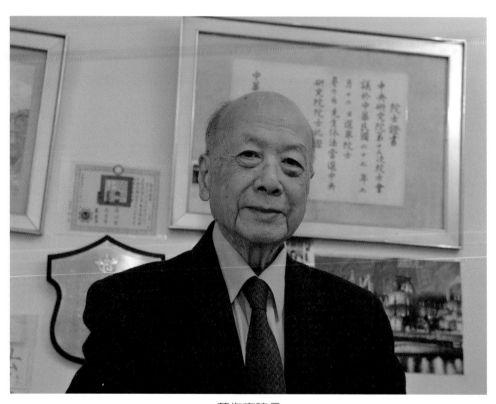

蔡作雍院長

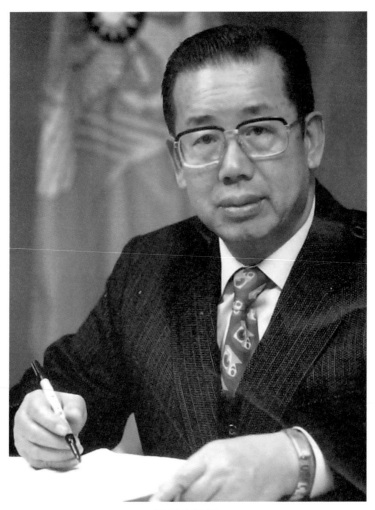

潘樹人院長

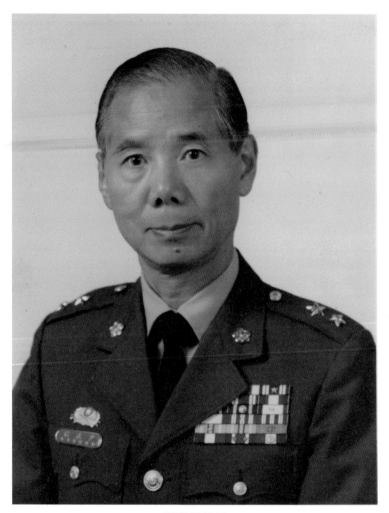

尹在信院長

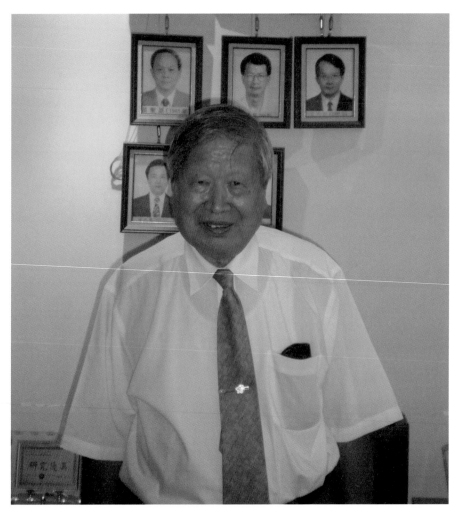

馬正平院長

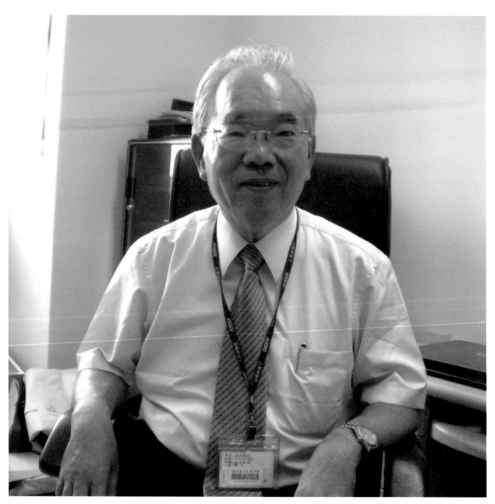

李賢鎧院長

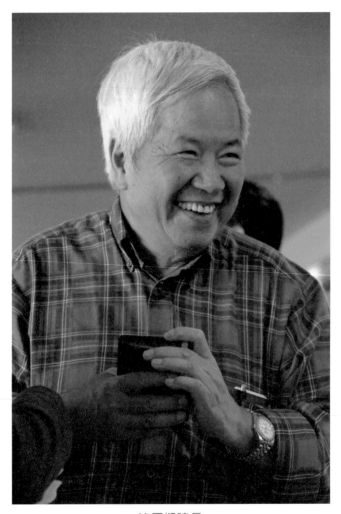

沈國樑院長

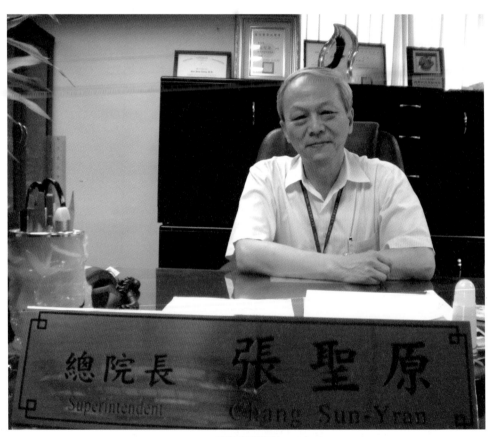
張聖原院長

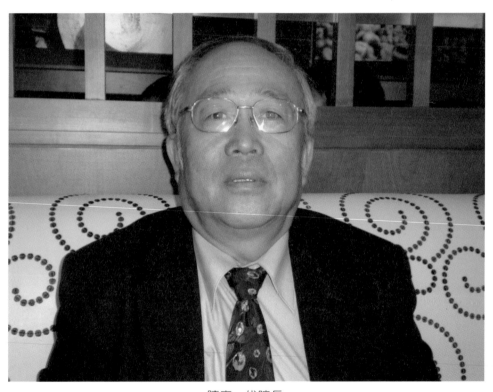

陳宏一代院長

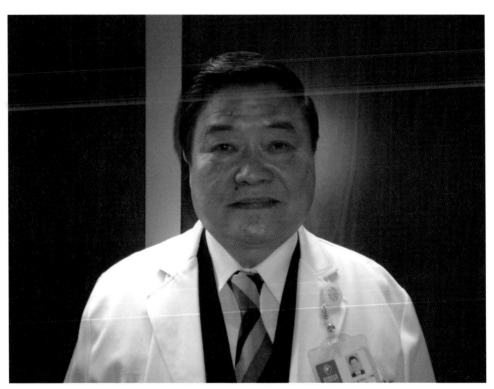

王先震院長

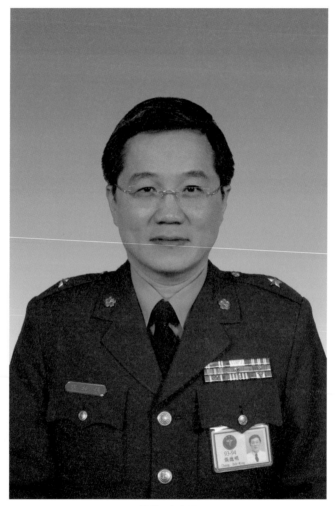

張德明院長

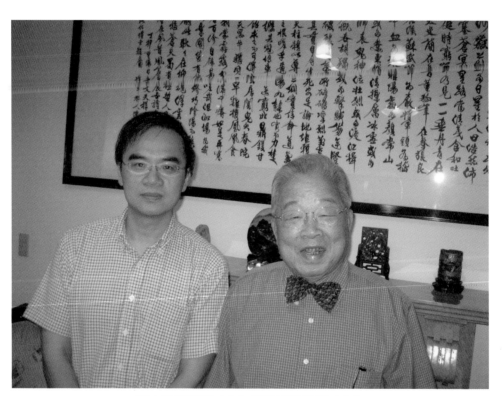

劉士永研究員（左）與施純仁教授（右）

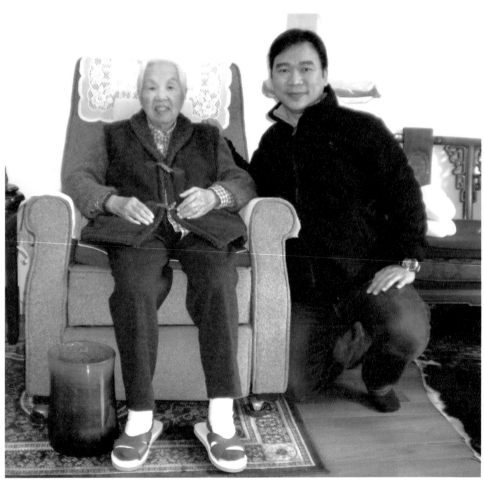

許織雲教授（左）與郭世清助理教授（右）

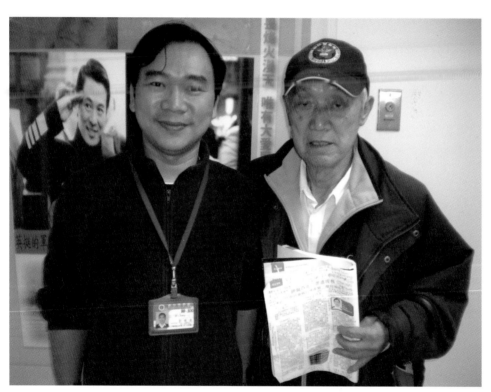

郭世清助理教授（左）與張家聲先生（右）

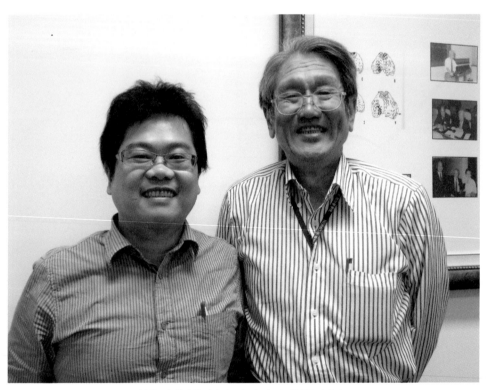

葉永文教授（左）與童吉士教授（右）

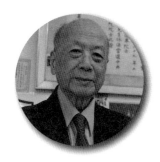
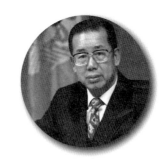
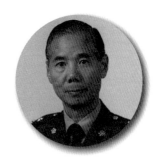

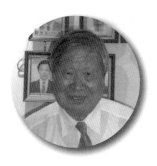

第一篇
歷任院長／代院長口述歷史

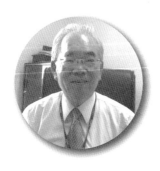
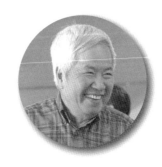
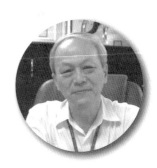

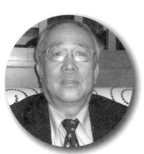
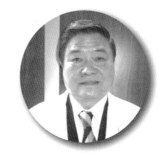
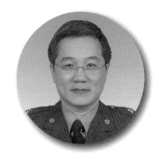

蔡作雍院長口述訪談

時　　間：2011年11月9日（三）15：00-16：30、
　　　　　2012年1月19日（四）10：00-11：30
地　　點：國防醫學院6樓生理學科6326研究室、王世濬教授紀念室
口述人：蔡作雍
訪談人：郭世清、劉士永、林廷叡

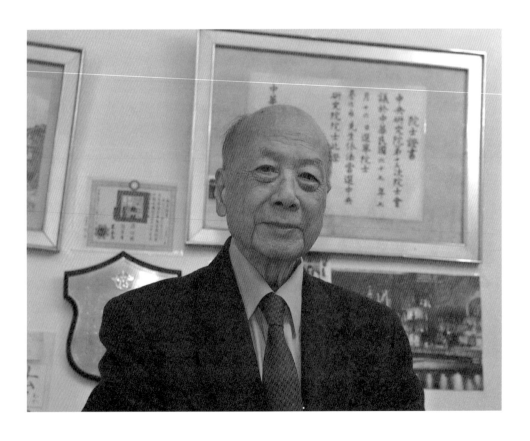

一、生涯歷程：國防醫學院與中央研究院

我1928年於廣州市附城澳溪出生，小學三年級時適逢抗戰，避難香港，後又遭遇珍珠港事變、太平洋戰爭，乃折返粵北，於流離中完成高中學業。對日抗戰勝利後返回廣州，1946年考入陸軍軍醫學校醫科47期就讀。臺北榮民總醫院院長羅光瑞和我同期，但他因健康關係延遲畢業。盧健泰教授也是同班，他後來到美國芝加哥大學擔任教職。尹在信院長低我兩期班，是49期。

早年規定，軍校畢業生必須先到部隊若干年，然後才得調回學校擔任教職。我在1953年畢業，適逢此時學校奉上級特准、留6名醫科畢業生擔任助教，我有幸雀屏中選，得以直接進入生物物理學系。該系包含數學、物理、生理與藥理，員額共21人。我選擇生理學部門，逐年經講師、副教授至教授。最後，在1968-1975年期間擔任系主任。

自後，於1975年歷經兼教務處長，教育長後、升任國防醫學院副院長。最後，於1976年繼盧致德院長接任院長，就任後將學院的大學系集中分科制；如生物物理學系釋出藥理學部門成藥理學科，本身則改稱為生理及生物物理學科。1978年獲選為中央研究院院士。

我任院長職8年，任內奉准將原不相統屬的醫學院與三軍總醫院（三總）合而為一；三總院長成為國防醫學院首席副院長，醫院的醫療部門系所主任擔任學院相關部門主任。當時為了構想三總的全銜曾花費了不少心思。個人覺得醫院用「附屬」一詞，如「臺灣大學附屬醫院」，有疏離且附帶的意涵，因而呈准改稱為「直屬教學醫院」。後來醫院覺得這名稱不方便，乃不冠國防醫學院，而只使用「三軍總醫院」。這固然能表現三總獨立運作的一面，惟自此一般人不一定知曉三總有以教育及學術為主的國防醫學院在背後支撐。

回憶在任期末，當時的軍醫局局長正準備退休，有意推薦我接任局長；但我深知行政非自己專才，能盡力提升醫學院的發展，並在學術領域

專心經營已不容易，因此婉拒其好意。現在回想起來，如果當時接任軍醫局局長成爲事實，則原已爲上級宋長志總長核定、在水源地原地整建的計畫可能就不會改變，但或許因而自己以後就不會到中央研究院服務了。

按原地整建計畫爲拆除部分舊建築物，分別在學院與三總兩院區，按發展的需要各新建一十層大樓。兩院區則經由「學人新村」建一地下道貫通，相互連結。預算：三總20億，學院8億，建築在4年內完成。

榮民總醫院（榮總）和陽明醫學院（現陽明大學）之籌設均由國防醫學院教授群力促成。盧致德院長主要擔任國防醫學院院長職，榮總是兼任，但他任職多年。後來覺得榮總若能自己有一醫學院支持，效果會更好，故籌辦陽明醫學院。這計畫得到政府支持，遂設立籌備處，盧院長擔任召集人，我任執行長，實際處理大小事務。據說，當初與上級協調好的腹案是盧院長自榮總退休、出任陽明醫學院首任院長，但結果出乎意外，教育部委派韓偉教授（國防醫學院自費生，教育部首屆公費留學）出任（1979-1988）。自此，陽明便與本學院各有不同隸屬，顯得疏離，日後，2009年奉行政院核派臺大醫學院畢業的林芳郁擔任院長，榮總亦疏離了。另本學院原在榮總使用美國醫藥援華會（ABMAC）捐助經費所建造、設置的柯伯（Alfred Kohlberg）紀念館實驗室，產權也因而轉移。該館實際是國防醫學院醫學研究之發軔地。

再談談我的同事和學生。尹在信院長是浙江人，國學根基深厚、文筆優雅流暢，是我從事行政最得力的副手。尹院長在賓夕法尼亞大學（University of Pennsylvania）跟隨勃羅貝克（Brobeck）教授從事研究，並獲得博士學位。羅貝克教授是國際神經學名師S.W. Ranson的門生，與我的業師王世濬教授爲同窗。尹氏後來接任醫學院院長，再任軍醫局局長，資歷完整。李賢鎧院長的歷練亦十分豐富，他從學生開始，到醫學院院長及軍醫局局長，幾乎各種重要職務都曾擔任過。我當系主任時，李院長是生物物理學系的助教，由我一手安排出國深造。由於我與王世濬教授的

師生關係，乃推薦李院長到哥倫比亞大學就讀，並請王教授指導，以優異成績獲授博士學位。

早期國防部規定出國必須符合兩條件：一是年滿28歲，另一是已成婚；但出國時不能攜眷同行，以免出國後滯留不返國。在美攻讀博士學位要4年，因此遊子獨居異鄉勤學，辛苦之心境可想而知。

郭重雄、陳幸一和林茂村三人是我早年直接指導的研究生，也曾分別安排他們赴美進入名校，隨國際級名師攻讀，如郭至哥大解剖科隨M. B. Carpenter；陳至密西西比隨A. C. Guyton，林至耶魯隨J. D. Hardy，均以優異成績獲授博士學位。陳幸一教授的資質尤為特出，他回國後擔任學院生理學教授並兼學系主任。我曾提名他競選中研院院士數次，可惜都未成功。現在想起來，在林可勝、盧致德兩位院長之後，我雖然和他們一樣，有幸能當選院士；但可惜幾十年下來未見後有來者，誠屬不幸。盼望現今在軍醫局服務的司徒惠康將軍：一位飽學之士，未來很快有機會再為國防醫學院爭取到一席院士之位。

在從事教學與研究過程中，值得記錄的回憶，乃隨余南庚及錢煦院士協力建立「生物醫學科學研究所」。1943年對日抗戰期間，中央研究院已委請第一屆院士，時為軍醫署長林可勝在南京開始籌備醫學研究所，但1949年國府遷臺後，事務即中輟停頓。我在國防醫學院擔任教務處長期間，知道中研院在大陸曾設立「醫學研究所籌備處」，惟不幸此單位未隨中研院遷臺，因此立志為恢復此單位奮鬥。有幸此事得以達成，草創醫學研究所籌備處，感到非常欣慰。

鑑於中研院主要從事研究工作，所以醫學研究所籌備處在臺重新恢復時，便把名稱更改為更具包容性的「生物醫學科學研究所（生醫所）」，並廣與各大學醫學院和醫院合作，期許基礎與臨床能夠互相配合，以增進研究成果。

建所過程略述如下：由於國防醫學院早與中央研究院有深厚的合作

關係，1980年院士會議期間，余南庚院士建議在院內成立主要著重於醫學研究的生醫所，遂於1981年組成籌備處，由余院士擔任主任委員兼籌備處主任，我為委員之一。生醫所兼顧基礎與臨床醫學，1982年起與臺大、榮總及三總合作，成立臨床醫學研究中心。第一座大樓由我規劃監督，於1984年動工，1986年完成。1991年中研院生醫所與國防醫學院簽訂合作協議，設立生命科學研究所博士班，培養研究人才，在提升師資、教育的品質，和研究方面，皆獲致豐富成果。另籌備處成立不久就與臺灣大學、陽明大學訂定建教合作。日後，繼續擴及全臺各大學，較顯著的如臺北醫學大學、國立成功大學等等。

二、意見交流：與郭世清、劉士永對談

國防醫學院院長與軍醫局局長職務之關係

郭：院長與局長間的職務調動，早期似乎是先局長後院長，晚近則是先院長再局長，此不同情況的原因為何？

蔡：由於軍醫的出身多源自國防醫學院，所以醫學院院長為一具有尊崇地位的榮譽職，是以歷練過軍醫局局長，最後才擔任此職，故有提升學術成就之意味。惟以前局長和院長都是中將編階，如今則僅局長是中將，醫學院院長編階改為少將，所以職務上的異動自然就變成先擔任醫學院院長，然後才升任局長。

盧致德院長的任期

郭：盧院長的職位任期很長，在軍中主管任期制度下相當少見，未知緣故？

蔡：盧致德院長任職長達28年，超乎常理。這完全出於蔣中正總統

對盧院長的信任，要求他人對盧院長的任期不要干預。另外，晚年，蔣統總健康欠佳，而醫療小組都由國防醫學院派任，我想，這也是盧院長必須在位的原因之一。

懷念水源地舊院址

郭：蔡院長在舊水源地院區拆遷時，曾親自揹著相機，穿梭在各建築物間，留下許多珍貴的歷史鏡頭。

蔡：學院自1948年由上海遷至水源地，那時我是醫科三年級學生，單以個人從入學至1983年離開學院而言已35年。一個規模完整的校園大致已成形，故學院搬離水源地時，我十分不捨，遂帶著相機將全校區原貌，用照片一張張記錄下來。同時邀集同仁撰述相關回憶性短文，編成三套書；分別是2000年的《惜別國防醫學院：進駐51年的水源地院區》、以及2001年《惜別三軍總醫院汀州路主要院區》、《隨筆，隨影》五冊，皆由思源基金會印行。日後，我繼續後一項工作，已完成《隨筆，隨影》第六冊初稿，正在編印中。

國防醫學院搬遷的影響

郭：請蔡院長概略述談學院自水源地遷移至內湖的感想。

蔡：有關學校在水源地院區原地發展好，還是搬遷到內湖新院區重新設計好，是一歷史問題。首先，任何事情，沒有絕對的好或絕對的壞。但從興辦學校的角度來看，有腹地廣大的校園非常理想，蓋其能提供學生寬敞的活動空間，建築物也不必擁塞、侷促於一地，視野開闊也自能培養較開闊的胸襟。水源地則採一般大學獨棟式建築，有其優雅的一面。

學院搬至內湖的構想出於潘樹人院長任內，他就任後積極尋覓新院區以求發展，最後得到參謀總長郝柏村上將批准在內湖院區規劃。但自計畫審核到動工完成，前後經歷約8年之久，起初預算金額80億，後來追加到

135億。只是在此期間，水源地校區僅能從事整理、修補，不能新建房舍安置裝備。而於此同時，陽明、北醫、臺大等醫學院校則持續發展，因此，學院在競爭的行列中受到些延誤，故遷校在長遠上對國防醫學院發展產生何種影響，還得待日後評估。

只是就我個人而言，在水源地園區投資已不少，完全捨棄不用而再請求新撥預算，另起爐灶，不是一般尋常人敢採用的。

國防醫學院的未來前景

郭：請蔡院長再進一步談論影響學院日後發展的關鍵事務。

蔡：我的感想多是針對以前的狀況而發，蓋目前我人在中研院的時間較多，雖仍不時到學院，也與同仁們交流，但畢竟已離開軍事體系，對現在學院的詳細狀況不甚清楚，對其未來更是難以推測、預估。只是內心隱約感覺不放心的是，國防醫學院的未來，能否一直平順發展？就自己從旁觀察，目前碰到的問題是，院區雖然規模擴大了，但原本預估會隨著增加的員額編制與各種補助經費，並未如預期的成長。相反，近年已看到，學院編制不斷被減縮，像生理學科只剩6員，若再裁減，就不能成為一個法定學科了。尤有甚者，又因隨著時間的推移，上級交付下來的任務有增無減，故如經費無法按比例增加，則等於變相減少。此外，國防醫學院與其教學醫院：三軍總醫院在教育、學術上均接受全國醫學評鑑，若規模縮小，學術活動減縮、獲得國科會的研究獎助下降，則勢難與其他醫學院競爭，故學院應針對這些可能發生的不利因素宜及早擬定因應計畫。

另一讓人擔心的事情，目前兩岸和平，沒有軍事衝突，所以外界時有檢討國防醫學院存在的必要性，甚至出現檢討存廢的雜音。不過，養兵千日、用在一時，國防醫學院存在，絕對有其必要性，何況國防醫學院及三軍總醫院一直對民間提供非常優良的服務，不單只限於軍方。

院史口述訪談歷任院長之意義

郭：院史內容之所以包含對諸位院長進行口訪的部分，主要希望記錄院長從國防醫學院求學開始，一路的經歷到院長職務，各階段的心路歷程和心得，可以傳承給在學校的學弟妹們瞭解，對學校產生認同感和向心力。

蔡：中研院近史所熊秉眞研究員曾對我進行過詳述的口述訪談，前後共達6次，內容相當詳盡，我手上也有一份初稿，應該具有參考價值。但後來她離開臺灣到香港任職，如何把它完成，得請教近史所。

另外，關於我轉到中研院之後的事蹟，目前生醫所本身有一個基金會能夠支持整理是項歷史性工作，大致應無問題。王汎森副院長和陳建仁副院長對個人都相當熟識，相信必要時也會樂於協助。

American Bureau For Medical Advancement To China（ABMAC）對臺灣醫療體系發展的影響

蔡：ABMAC對中國最顯著的貢獻是在抗戰時期，尤其是太平洋戰爭爆發後。它在我們最艱困的時候伸出援手，令人敬佩。除了儀器、裝備外，ABMAC早期還撥款支援國防醫學院教學人員，改善他們的生活：教授每月200元、副教授180元、助理教授160元、助教80元。經費直接撥到國防醫學院，由院長辦公室逕自處理，不經過主計室。

劉：ＡＢＭＡＣ在美國接受各界捐款後，自由統籌經費運用。Rockefeller Foundation捐錢給其隸屬機構China Medical Board of New York（CMB），由CMB獨立使用運作，不受限制。ABMAC目前的發展狀況，已將大部分經費支援中國大陸醫療缺乏的地區，對臺灣幾乎已沒有援助。

黃崑巖教授曾經撰寫〈從ABMAC看臺灣歷史的軌跡〉一文，公開提及ABMAC的事蹟，但除此以外，國內少見其他相關報導，這跟整個大環

境有關。由於目前凡談論到臺灣的醫學發展，臺灣大學（臺大）是站在主流地位，所以描述往往從日據時期開始，而直接跳到現在，無意中略去國防醫學院帶來，大陸醫師群所發揮的作用，這導致ABMAC對臺灣醫學發展的貢獻無法彰顯。

崔玖教授成立婦幼衛生中心的整批規劃檔案全部都在ABMAC手上，是相當重要的資料。後者包括1970年代以後，含臺灣的家庭計畫在內許多事蹟，這部分ABMAC有相當程度的參與，所以其影響力應遠超過黃教授短文的描述。

醫學人文領域的拓展與經營

蔡：我覺得醫學生習醫目的是為服務人群，所以應該注重人文方面的知識，生醫所陳垣崇所長認同此一理念，他個人特為此捐助50萬元，希望運用此經費加強醫學生對在人文方面的教養，計畫將來透過具人文專長的王汎森副院長，指導舉辦醫學與人文配合的相關活動，例如舉辦研討會，會後集結成專書出版等等。

劉．我目前的想法是，臺北醫學大學較重視醫學與文學的關係，臺大的醫學人文則是偏重於本身醫學院典範人物的探討，屬於院史的一部分。接下來我們要發揮的範疇，格局和視野要能放的更為寬廣，主要重點可聚焦於探討醫學與人文關係之間的脫離現象。我初步構想可找相關人士籌組委員會討論，和陳建仁副院長交換意見，定出具體執行的方案，並與蔡院士商榷。

再訪蔡作雍院長口述院史

時　　間：2014年2月27日（四）10：00-12：00
地　　點：中央研究院生物醫學科學研究所
口述人：蔡作雍
訪談人：劉士永、林廷叡
修改稿：2014年4月29日（二）調整完成

一、院區遷建之始末

　　國防醫學院於大陸草創時編制龐大，遷來臺灣後逐漸縮減。我繼承盧院長的志業，繼續充實學院在水源地的發展。在潘樹人院長掌校時期，郝柏村總長採納了潘院長將整個學院遷建內湖的計畫；我原本只是規劃學院和三軍總醫院於水源地原址各建一座高樓而已。

　　回憶國防醫學院改制初期，軍醫學校與協和系統雙方的爭執相當激烈，屬德日派的潘院長對英美派的盧致德院長多有意見。他經常在公開場合批評盧院長，謔稱盧院長為「盧頭」。有次集會正當他高談闊論盧院長是非時，卻不曉得盧院長何時進入了會場。但待發覺後，他依然繼續，並不住口。

　　我是抗戰勝利後，1946年在廣州市參加入學考試，因而成為軍醫學校的最後一期學生。當時主持學校的為張建教育長，潘院長則是我的學長。潘院長的專長為臨床醫療，我則從事基礎研究，個性也不相同，故接觸不多。

　　我畢業後很幸運留校在「生物物理學系」服務，從助教做起，歷經各種教職和行政職務，之後一路升到教育長、副院長，出乎許多人意料之外。那時學校尚有一些資深「協和醫學院」出身的教授，認為應由他們繼任院長職。但盧院長見我做事謹慎小心，任勞任怨，堪足信賴，故仍屬意於我。

　　盧院長在水源地校區主持了20多年，加上我8年的用心、用力經營，已具備規模^{（註1）}。我對醫院最大的貢獻是將學院設在廣州街的「中心診所」與三總設在水源地的「民眾診療處」合併；將廣州街的土地出售得款8,000萬元，得以在三總民診處旁興建一座十層的醫療大樓，促進學院和三總的醫療和學術研究。

　　為發展學院與醫院，我在任期內約第6年的時候提出原地整建方案，按需要分別在學院及醫院各蓋一高樓，前者估計為6~8億，後者為20億，4年內完成。時宋長志擔任參謀總長，但因我的人際脈絡不廣，且宋總長個性比較保守，僅在該議案口頭討論後同意，並未見諸公文。加以宋總長沒多久便卸任，致未定案。與此同時，三軍總醫院由潘樹人任院長，他所提的規劃為遷內湖重新建造，預算為75億。

　　1983年，我離開學院到中央研究院就職，潘院長則升任軍醫局局長並兼任國防醫學院院長。不久，郝柏村繼宋長志接任總長後，核定學院遷內湖的計畫。但預算一再追加至135億，且延至1990年才正式動工，後於1999年完成，只是潘院長已於1989年退役。

二、往昔因緣交錯之省視

　　水源地原地整建案的預算，較內湖遷建案節省許多。我擔任院長後即

註1：見拙作：《惜別國防醫學院：進駐51年的水源地院區》。

積極把三總納入「國防醫學院」體系，將三總院長編制納入國防醫學院為首席副院長，讓學院與醫院在組織上密切聯合。由於兩院區距離接近，只需開挖個地道將兩者相連，便能讓兩單位連接。臺灣並不富有，遑論日後遭遇經濟不斷下滑的窘境，若能將經費節省一分，政府便可多一分移作建設使用。

內湖院區規模龐大，營運費用成為一項沈重的負擔，加上內湖院區原為一廢棄礦坑，遷建時周遭環境荒蕪，非單靠學院的力量所能改善，故學院初期的經營十分艱苦。三總則因有醫療營收，經營尚不致太困難，但學院則否。更重要的，未能將盧院長苦心經營的水源地院區保留下來，甚感遺憾。畢竟點滴積累起來的成果相當不易，棄於一旦誠屬可惜。

國防醫學院遷內湖的原因錯綜複雜，不排除軍醫學校和協和系統的一些因素。其實，我對軍醫學校深富感情，對主持學校政務的張建教育長十分尊敬。回憶在我接任院長後，便立刻前往新竹他的寓所拜候。為此，教育長十分感動，俟後我也經常敦請他回學校參加各種活動，把他和國防醫學院的關係拉近。隨著時間的遷移，老一輩人都已去世，軍醫學校與協和醫學院兩方人士的心結，現今應已由緩和而完全消失了。

三、內湖院區之營運

我個人從國家整體的利益考量，認為因政府並非富有，若將原校區全部的建築與設施廢棄，移往內湖重建，誠屬經濟資源耗費；如果拿這筆資金從事原地整建和做其他建設之用，想必會得到更良好、廣泛的效益。

目前，水源地的原校址已由臺大接收，「學人新村」則大半呈現荒廢狀態。現在的內湖院區廣大，維護成為一項沉重的負擔。在經費短缺的情況下，我瞭解司徒院長目前在這方面相當吃力，故猜想學校的預算加上

「財團法人國防醫學院校友支持母校發展基金會」^(註2)的補助很難完全應用於教育方面。

國家過去實行徵兵制，有充足的兵力協助房舍的維護。現在改為募兵制，軍官士兵人數急遽減少，連大門口都沒有足夠的兵員站崗，而是聘請民間保全人員負責，如此難免壓縮了教育經費使用的額度。

司徒是一位學養俱優的院長，盼望他能任職長久一點，多增加些自費生員額，學院的情形或許較能容易改善。目前，學院的教職員編制縮減，但業務並未依比例減少，故一個人經常要負擔過去2、3個人的工作量；醫院的醫師和護理師情況亦同，這導致整體學術研究的質和量下滑，與其他學校相較，競爭力降低不少。此外，現在是承平時代，沒有戰爭，國防醫學院的重要性無法凸顯，所以編制隨著國軍不斷的裁減而下滑。

隨著時間的過去，現在對於昔日遷離水源地、搬到內湖重建的決策，應可以分析利弊得失。如果當時採取原地整建，因校園占地不大，維護經費自可較現在節省。目前三總的營運不成問題，學院的經營則相當困難。國防醫學院與其他大學院校相較，競爭力下滑的現象相當明顯。即以在國內外醫學專業雜誌發表篇幅為例，數量明顯減少。至於進入中央研究院成為院士人數，自從林可勝、盧致德和我之後，這麼多年來國防醫學院體系就不曾再出現過。司徒院長是一位極為優秀的人才，深盼他能被提名並順利當選。

再者，學院和三總培養的教師、醫師，因為訓練扎實、服從性高，而且也多半願意為公務付出、任勞任怨。因此，各大學院校或醫院，都爭先搶著挖角，以致我們學院和醫院許多優秀人才待服務期限一到，經常立刻被聘任前往擔當要職。

註2：個人接掌學院後，號召校友捐獻成立。

四、院區遷建後之經援

　　美援是否因遷建內湖而中斷，是個值得探討的問題。在水源地三總十字醫療大樓的興建，美國醫藥助華會（ABMAC）捐助經費不少。水源地院區也有許多建築物是透過「ABMAC」與紐約中國教育基金會（CMB）捐款蓋成的。但自從遷到內湖院區後，國外的經濟援助便告終止，不再提供。這可能是因為他們認為國防醫學院體系本身已有充足的財源，用不著再行支援了。

　　目前我對母校的效力，只是透過「財團法人思源教育學術發展基金會」的運作，盡點棉薄。基金會是沈國樑擔任學院院長時發起，於1999年成立，起初要用我的名字命名，但我一方面想到當時未有以盧院長為名建立一個基金會，另一方面我很懷念水源地校區，故決定改用「思源」為基金會的名稱，董事長也堅請沈院長擔任，他則敦聘神經外科林欣榮主任擔任執行長。但思源畢竟只是個小基金會，財源有限、杯水車薪，僅能提供些非常有限的支援而已。

潘樹人院長生涯歷程

時　間：2011年10月5日（三）9：30-11：00
地　點：三軍總醫院1樓骨科辦公室
口述人：潘如瑜（潘樹人院長三公子）
訪談人：郭世清、林廷叡

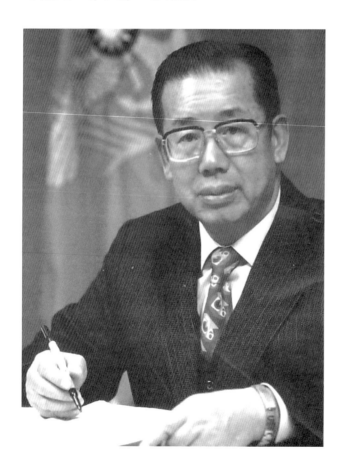

一、家庭與個人背景

潘樹人院長（以下簡稱潘院長）為江西上饒人，1924年生，姊弟共4人，為長子。姊現仍居於臺灣，已90多歲。潘院長家世背景良好，但4歲時父母遭土匪綁架慘遭撕票遇害。

潘院長由祖母撫養長大，自幼教育要求相當嚴格，並訓練學習分擔家務。約11歲就讀小學時，帶領家中長工前往佃戶宅處理例行收租任務。但見農家屋舍陳舊，磚瓦殘破，衣不蔽體。潘院長年紀雖小，然對其窮困窘迫之態甚為憐憫，非僅不收租，更給予2大洋資助生活，此事對其成長過程產生重要影響。因此潘院長始終心存「扶弱濟貧」觀念，對窮人需用愛心照顧與關懷，而非無情壓榨，並教育自己下一代也應具備如此胸襟。

妻子洪隋如女士為國防醫學院高級護理職業班第6期，1948年入學，1953年畢業。

長子潘如濱國防醫學院醫學系72期，臺北榮民總醫院心臟內科冠狀動脈加護病室主任、國立陽明大學內科副教授；長女潘如杏為營養學博士；次子與三子為孿生雙胞胎潘如瑾、潘如瑜兄弟，皆為醫師。潘如瑾畢業於中國醫藥學院為開業婦產科醫師，潘如瑜為國防醫學院醫學系82期，三軍總醫院骨科部創傷骨科主任。

二、選擇國防醫學院就讀之動機

1942年潘院長高中畢業後，先後考取4所學校，分別是中央軍校、西南聯大、軍醫學校及某商業大學。經良久思慮及審慎評估個性後，最後選擇軍醫學校就讀。

三、軍醫學校就讀狀況

軍醫學校因為對日抗戰爆發，於1939年遷至貴州安順，雲南昆明並有分校。潘院長於1942年入學，成為醫科39期學生，於昆明第二分校就讀，1945年戰爭結束後歸併安順本校。

在學期間，深受留德博士張建教育長的影響深遠，處理事情總是保持一板一眼的認真態度。

四、畢業後服務情形

1947年畢業，分發至高雄鳳山陸軍訓練司令部軍醫院服務，當時孫立人將軍的部隊新一軍正駐紮此地。潘院長與孫將軍頗有接觸，感覺他對軍醫相當友善，彼此相處融洽。後調至位於臺南的國軍814醫院擔任住院醫師。

五、調任小南門陸軍第一總醫院

1949年潘院長調至小南門陸軍第一總醫院住院醫師，不久並任國防醫學院助教。當時還處於未婚狀態，薪水甚微薄，僅約舊臺幣500元。大環境經濟不佳，臺灣人民普遍窮困，很多病患沒辦法付出醫藥費。在擔任主治醫師期間，經常幫助病患減收醫療費用，也在這段服務期間認識潘夫人洪隋如女士，1953年兩人完婚。

六、三軍總醫院的歷練

第一總醫院後來搬遷至水源地，改組成三軍總醫院，潘院長先後歷任胸腔科主任、內科部主任、醫療部主任等職，擔任醫療部主任不久，旋升

任副院長，於1973年升任三總院長。

潘院長做事相當有計畫，晚上就寢前，會在便條紙上記錄明日準備進行的事務，並夾進筆記本。所以每天記事本上充滿預定處理的事項，數十年如一日，未曾間斷。因受此按部就班習慣的影響，潘院長雖然工作繁忙，但有空必叮嚀子女，養成凡事預先規劃的態度，並教導待人處事及建立責任感的正確觀念。潘院長強調尊重生命的態度，並以大自然運行的原則來進行教育，亦使他的孩子終身受用無窮。

七、平調陸軍軍醫署

1980年，潘院長由三總院長職務平調至陸軍軍醫署，擔任少將署長。

潘院長擔任署長後發現國防醫學院遷臺之後，畢業學生分發到基層部隊，由於沒有辦法繼續接受訓練和進修專科的機會，也沒有正式的管道和制度能夠回到三軍總醫院服務或充電，導致本職學能逐日快速消退。深覺有必要改善此現象，並應徹底檢討軍醫制度的種種缺失。於是在某次的年度檢討會議，潘院長用心撰述報告，將各項亟待解決的問題條陳列舉，並嚴肅指出若不能妥善處理面臨的困境，軍醫將無法有效協助支援臺海戰爭的醫療救護工作，傷亡情形必定慘重，戰況只會漸趨劣勢。郝柏村上將當時為陸軍總司令，聽完報告後相當認同，於是更進一步聽取潘院長仔細的改善規劃和意見。

潘院長初調至陸軍軍醫署擔任署長時，已略萌生退伍念頭。後來郝總司令胃部不適，前來三總接受胃鏡檢查，於住院期間曾召見潘院長。郝總司令表示聽說潘院長有退伍的打算，因此極力慰留潘院長，希望他繼續待在軍醫署服務，更表示自己不久將接任參謀總長職務，未來打算升任潘院長為軍醫局局長，為軍醫進行改革。

八、接掌軍醫局

　　潘院長於1983年2月正式擔任軍醫局局長，並兼任國防醫學院院長與衛勤學校校長，雖身兼數職，卻僅拿其中一份薪水，其餘均捐給國防醫學院，做爲學生獎學金及其他獎助經費（包括《源遠》雜誌等）。但當時受到外界強烈的批評與質疑，導致潘院長不想同時兼任過多的職務，幸得郝總長的不斷支持與鼓勵，潘院長才有動力繼續對軍醫的各種問題進行整體性處理。

　　潘院長爲了軍醫事務的順利推行，常不計身段，禮賢下士，四處與相關單位及參謀溝通協調，期望能使團隊工作圓洽完滿，依照規劃進度達成預期目標。

　　國防醫學院的遷校整建案，潘院長認爲非常有執行的必要性，因爲水源地校區的範圍實在過於狹隘，對長遠的發展不利，且當時陽明醫學院對未來邁向大學之路，已經開始著手規劃，因此學院本身眼光需要放遠，非得趕緊加快提升素質的腳步不可。

　　潘院長透過到美國、日本等地參訪的經驗，瞭解學院在舊校區遭遇的瓶頸，欲往四周圍與上方擴充皆有困難與限制，因此向郝總長報告，未來學院的發展必須要有新的園地才可能發揮。不久便開始尋覓適合的地點，以供作爲校區預備地之用。當時位於內湖的陸軍工兵學校預定南遷，因此國防醫學院方得可供奠定基礎的新院區使用。

　　郝總長與潘院長多次至新院址巡視，經建築公司探勘後，發覺因地勢有坡度且地質潮溼鬆軟的問題，加上岩盤不夠緊實，故需將地基打至地下深處，並增加鋼筋水泥的強度才夠牢靠，這是十分複雜的施工技術，1983年新院區興建案便依照縝密的規劃通過。郝總長於1988年升任行政院長，就任新職前召見潘院長，吩咐必定要將內湖院區妥善興建完成。因此雖然歷經預算縮減影響工程品質的風波，依然持續進行不輟，得以竣工完成。

　　另外，潘院長希望改革招生制度，讓國防醫學院跳脫軍事院校的獨立招生，成為大專聯考的成員之一。還有規定自74期以後的畢業生不再立刻下部隊，需先從事至少2年的住院醫師訓練，才能到基層連隊服務，而且到部隊服務有一定期限，1年或2年後必須再回到總醫院接受訓練。此種舉措當然會遇到各軍種軍醫署強烈的反彈聲浪，但幸好郝總長非常支持，後來大家也逐漸瞭解潘院長想為軍醫盡心力的態度，才慢慢能夠從制度面獲得重大改革。

　　當年潘院長任期內有位學院學生，因父母老年得子，進學校讀書時雙親年紀皆已年邁，家中又無其他親屬可仰賴，日常生活起居甚難自理。後更因母親重症開刀，不得已只得經常請假回家照護，結果導致踰越正常請假外出範圍時數，依校規需以退學論處。潘院長知悉此事後，誇讚該學生為孝子，應予以記功嘉獎，並免除退學之罰責。

　　有次潘院長出國到以色列觀摩作戰與軍醫事務，曾到位於戰地前線的戈蘭高地（Golan Height）考察，由一位步兵上校與一位軍醫上校陪同。潘院長問及萬一步兵上校不幸陣亡或重傷，無法再勝任指揮工作時，部隊該如何處置？步兵上校表示身旁的軍醫上校會立即接手執行任務。為此，潘院長深深感慨國內軍醫僅懂得強調軍醫業務，卻完全不瞭解軍陣醫學，亦無法真正上戰場率領官兵，這是亟需加強彌補的缺憾。以色列國勢特殊，四周為皆阿拉伯國家，軍人的本質學能需樣樣俱全才足以禦敵；而目前兩岸和平相處，無戰事發生當然是最佳狀態，但萬一釁端開啟而爆發戰爭，軍醫當然還是要做好萬全的準備，不僅需善盡本身的醫務職責，更要懂戰陣攻略之術，才能應付變化多端之戰爭局勢。

　　潘院長非常努力從事軍醫制度的改革，同時並專心致力於興學育才。辦好教育是潘院長覺得自身重要的使命，認為教育是一切的根本，必須從「心」的改變做起，遂由學校的課程設計著手，因此分為數個階段，擬訂辦法和方案培育軍醫人才。透過招收素質良好的學生入學，選送優秀的同

學出國進修攻讀碩、博士學位；畢業生的未來發展，是父母願意將子女託付給學院的重要考量，因此必須妥善安排，也讓學生在校求學時無後顧之憂；規劃院內各研究所的建置，招聘教研俱佳的教師和醫師，強化發展基礎。

潘院長歡迎學生隨時直接來辦公室找他，不必透過隊職官引介，這在當時的軍事院校中是相當開明的作法。潘院長自覺影響力發揮最大是在醫學系83期至87期的學生身上，但其實他的所作所為，也影響當時已畢業擔任醫師者，諸如現任軍醫局張局長與國防醫學院于院長等菁英之士。

當時每年選送16個學生出國攻讀博士，進修碩士人數更多，延續有6年之久。後來因遭逢經費縮減的困難而逐漸停送，改為擴充學院醫學研究所博士班的設置與招生。

九、退而不休

1989年2月28日退役的那天，潘院長如常在辦公室批完公文，冬天的傍晚6點多，天色已暗。全體學生們感念潘院長對學院辦學的努力，以及照顧學生的用心，遂無人組織而自動自發舉著火把列隊，盛情歡送潘院長離開。潘院長很慶幸晚年能夠從事為軍醫培養專才的教育事業，在學校的日子相當愉快，他也從不後悔選擇這條路，並能繼續堅持走下去至卸任。

退役後，潘院長總算盼得有充足時間陪伴夫人，但清閒的日子並沒有持續太久，板橋亞東醫院徐董事長仍然等待潘院長來擔任院長職務，遂應邀前去接手，大力整頓醫院事務，經營成效極佳。

十、鞠躬盡瘁

1992年初，潘院長因德國鴻博學術基金會大會，任大會主席之事務

所需,而前往南京開會,彼時天氣極為寒冷,本身又患有胃潰瘍宿疾,導致造成腸胃道大量出血,緊急經香港轉機返回臺灣,經輸血後,狀況才略見好轉。住院約1週,胃部傷口復癒的進度良好,便出院回家修養。但沒想到4月22日出院當天中午卻在家中昏倒,經急救後,仍然宣告不治,天人永隔,享年68歲。回顧潘院長退役後與夫人朝夕相處、彼此共度的美好時間,竟僅有短短3年的寶貴光陰,著實令人婉惜。

尹在信院長生涯歷程回憶

收稿時間：2012年2月16日（四）9：30
收稿地點：國防醫學院3樓院本部辦公室
撰　稿　人：尹在信
收　稿　人：林廷叡

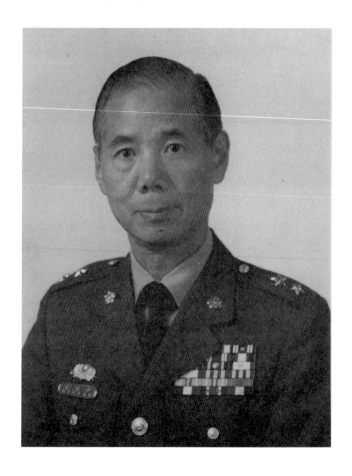

　　本人擔任本學院院長期間，自1989年3月至1991年12月，不過2年9個月，但就進校就職開始算起，歷經教學與行政，後在潘院長主政階段，外放臺南市804總醫院，後上調三軍總醫院院長，升軍醫局局長，再回校接任院長，前後長達20年，可算得本學院一介老兵。

　　前於留美期間，就學賓夕凡尼亞大學（University of Pennsylvania），蔡作雍學長適在哥倫比亞大學（Columbia University）進修。承他見訪，並說動我歸國後進母校生理學系共事。因此回國後承盧院長與柳主任安置在生理物理學系，從事教學與研究。那時的不成文法是基礎與臨床涇渭分明，於是我從此脫離臨床，但對精神神經科不曾忘懷，關切其發展，並從旁協助。

　　隨著蔡作雍學長的升遷，我亦步亦趨，除了跳過生理學系主任以外，歷任各級職務。

　　水源地院區原是日據時代的馬場，除了一排二層建築以外，一片荒蕪。盧院長首啓山林，平時口啣煙斗，謙沖自在，繞行各處。不旋踵間層樓迭起，弦歌不輟。蔡院長殫精竭慮，踵事增華，終至燦然大備。

　　蔡院長任內面臨巨大挑戰：對內，各學系人事有世代交替之趨勢；對外，盧院長擘劃開創之榮民總醫院及陽明醫學院亟待人員之補充。前者，如何說動德高望重之業師退居第二線，難以調停。後者，對新設單位輸出人員有如分蜂，則如何內外兼籌，且須各安其位，煞費周章。

　　蔡院長高瞻遠矚，見其大，我則裨補闕漏，窺其小；若謂剛柔相濟，合作無間，共赴事功，諒不為過。

　　我接任院長職務時，大局已定，注意力便集中於學生之生活起居與學業輔導，經常巡視晚自習及就寢狀況。亦進課堂伴聽，必要時向老師提供建議，例如臨床教師有以放映幻燈片爲主，令學生目不暇給，難以吸收，便建議改進。我感覺在這段多與學生接觸的階段，最值得回憶。

　　學院在水源地不斷經營建設，已臻於完備，但幅員爲地段所限，不利

於發展。因此，國防部規劃將國防醫學院與三軍總醫院一併遷至內湖地區，重新設計規劃。郝總長柏村委由陳副總長堅高總其成。

日後原校區便為臺灣大學所取代，大興土木，內部逐漸改觀。其中由蔡院長向友人募款捐建之「文華館」禮堂亦遭拆除。該館之前廳美命美奐，其天花板為由飾有龍鳳圖案之方塊磁片所構成，當時碎落一地。幸得有心同學進入，一一揀拾尚完整者，分贈校友。我獲一片，裝框懸於座右，朝夕相伴，恍步前塵。

在記憶中有二事值得一提。

其一為有關招生考試問題。不知始自何時，軍校聯招成績只有對我校設有一項門檻：如「生物」一科成績不到40分，即不計其他而名落孫山。此規定不知何來，顯然不公！若謂我校重生物，難道中正理工學院不重物理嗎？是否也該設限呢？事實上入學考試只求平均素質，啟發在入學之後，應該取消對我「生物」科設限之規定。經向國防部聯招會反映後，終獲同意。

另一件事發生於我自軍醫局調回學院以後，幾乎動搖我校之體制。軍方可能受民間競爭之壓力，基於不與民爭利之考慮，有停辦我藥學系招生之議，意即我藥學系將走入歷史。此事非同小可，我出席副總長陳燊齡上將主持之會議中發言，大意是：我校藥學系歷史悠久，成立在民前4年，抗戰期間供應軍、民藥品及衛材，厥功甚偉，如今仍支援榮民及景德兩大製藥廠，培養藥學人才無數，中外知名，今臺灣大學藥學系主任陳基旺博士即為我國防醫學院藥學系畢業校友！說到激昂處，我道：「本學院就像我現在穿的一身軍服，四體俱全，倘若截去一隻袖子，還成何體統？」頓時會場爆出笑聲。陳副總長不以為忤，笑說：「好了，好了，我們再研究。」此事也就消弭於無形。

我素性簡靜，船過無痕。藥學系危機事件，學系本身也未必知情。好

友李建中上將，時爲作戰次長，當時亦出席在座，敘及往事，不覺莞爾，撫掌一笑。

　　以上爲隨意摭拾，誌其大略。

馬正平院長口述訪談

時　　間：2011年7月21日（四）14：00-15：30
地　　點：三軍總醫院3樓泌尿科辦公室
口述人：馬正平
訪談人：郭世清、林廷叡

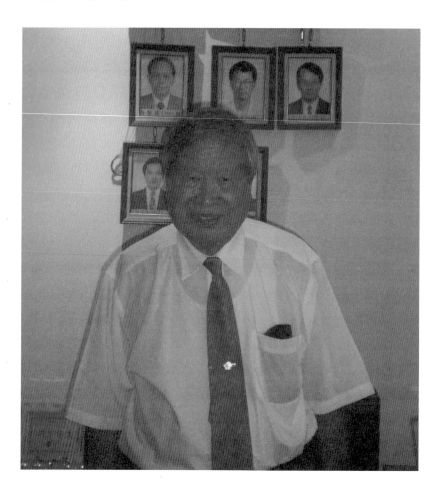

一、個人背景

我是山東廣饒縣人，1930年1月13日出生。幼年時因鄉下土匪為亂，祖父便舉家遷往濟南居住。

二、求學過程

我從市立濟南小學，以及省立濟南中學畢業。高中直接插班念高二，未念過高一。1948年秋，濟南第二臨時高中畢業後，因一位堂兄當時在北平念私立朝陽大學，我家中雖務農窮困，但父母仍湊錢為我購買機票，先前往天津，再轉赴北平，並借住於堂兄之宿舍。適逢國防醫學院委託北平總醫院負責招生事宜，並設置考區，自己遂前往報考。同年9月於天津搭船至上海報到，成為醫科第49期入伍生。國防醫學院有不少教師及資源多來自北平協和醫學院，而醫師多師承英美，因此醫學源流主要為英美系統，此與臺大醫學院承續德日系統有所區別。

未久，時局動盪變亂，我無法再回山東，1949年3月遂隨校搬遷搭船至臺灣。我們新生上午在新店清風園接受訓練，下午則到碧潭游水。當時整個學校的經濟狀況相當窘困，學生薪俸微薄，生活必需品及日常三餐之供給常感不敷所需。

醫學院遷臺初期，有不少來自美軍的醫藥與衛材的資助，在足夠自用之同時，尚能支援臺灣大學醫學院胸腔外科林天佑教授進行開刀時的麻醉工作，後來臺大慢慢建立起自身的麻醉部門。

我在學時對林可勝院長的印象是，他來臺灣可能不適應環境，不久遂前往美國；對盧致德院長的印象是，具有寬大心胸、溫文儒雅性格的學人。

三、工作經歷

1955年9月，我自醫學院畢業後，遂到今陽明山雨農路地段的情報局醫院服務4年，得以毋需下部隊。本段時期我僅負責為該局員工及眷屬看病，並無接觸內部與政治相關事項。

1959年轉調位於小南門的陸軍第一總醫院，即三軍總醫院前身，後遷往汀洲路院區。汀洲院區原為市政府土地，被軍方要去使用，蓋有美援的大樓建築。院區中間因有巷道穿越，便劃分學校與醫院為兩個區塊。

我到三總後從事泌尿外科工作，於1962年擔任外科總醫師，不久升任泌尿科主治醫師，先後歷練各種職務，服務達18年之久。

國民政府遷臺後，因受美國醫藥援華會（American Bureau for Medical Aid to China，ABMAC）之資助，軍醫院遂得以每年考選約100人利用公費出國進修，約三分之一攻讀Ph.D，三分之二從事臨床醫學研習。我於1977年考取而前往美國哥倫比亞大學進修1年。當年赴美研修之生活甚佳，除國內薪餉仍照常支付，美國方面又另有補助。當地亦有許多從印度前往進修的醫生和學生，自己經常前往支援病房開刀。

1978年返國後接任三總泌尿外科主任，1984年任國防醫學院外科學科主任，兼三總外科部主任，10月升任三總副院長，晉任少將。不久旋調國防醫學院副院長，任內推動軍中器官移植，當時主要有魏崢醫師（現為振興醫院副院長）從事換心手術，第一位病患是個貧窮的軍眷；楊泰和醫師進行換腎手術，亦有外國人士特來進行器官移植。1990年升任軍醫局局長（中將三級），1992年推動與中央研究院之學術交流，成立合辦之生命科學研究所博士班，1999年升任國防醫學院院長（中將一級），曾前往中南美洲祕魯、智利等國考察。

另外，國防醫學院的院長官階，在李賢鎧擔任軍醫局局長後，改為少將院長，並取消副院長制度。

於醫界，亦曾任國際外科學會中國分會會長，並於擔任國內泌尿科醫

學會第二任理事長時，規定理事長一任為2年，制定相關規範，張聖原為
當時重要左右手。

四、校地遷移

　　1983年水源地校區因空間狹窄，發展腹地不足，即有整建計畫提
出。後決議將國防醫學院、三軍總醫院及陸軍衛勤學校一併遷至內湖原工
兵學校舊校址，成為「國防醫學中心」。該議案由當時參謀總長郝柏村批
准，初始核定預算經費為69億，於1990年動工，預計1995年完工。在我
當院長的任期內，發包完成的工程有106億。

　　內湖校區占地本有50公頃，但市政府劃去7公頃，導致衛勤學校無法
如願一起搬入新校區，仍繼續置於桃園。後郝柏村升任行政院長，劉和謙
接任參謀總長，劉上將曾有停止興建國防醫學中心之議，致使院區一度半
途停工，延宕至2000年才全部完工，工程經費總結達135億。

五、從醫感言

　　「槍響軍醫有地位，槍不響軍醫如同老百姓。」軍醫本身於戰時承負
重要之特殊使命，而時局承平，則軍醫較無發揮的空間。當今全民健保時
代，軍醫與一般醫師無異。

六、退休生活

　　目前雖已退休，但仍參與外科和泌尿科2個學會之定期討論會，並為
美國泌尿科學會終生通訊會員，每週且固定安排時間至三總進行門診，隨
時關心醫務之發展狀況。

李賢鎧院長口述訪談

時　　間：2011年8月17日（三）10：00-11：30、
　　　　　8月31日（三）10：00-12：00
地　　點：國防醫學院6樓藥理學科6310研究室
口述人：李賢鎧
訪談人：郭世清、林廷叡

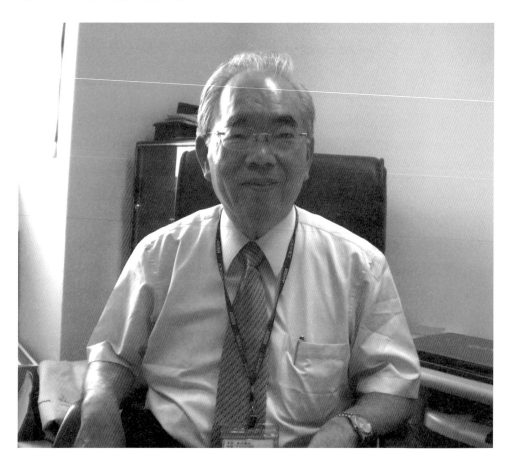

一、家庭與個人背景

1942年出生，福建福州人，家中有3姊1兄。父親在我5歲的時候就過世了，家中的生活主要依靠是每年蒐集牛角製作梳子來維持經濟所需。

哥哥與我是同父異母的兄弟，我們倆人彼此的歲數相去甚遠，約差20幾歲。他的母親在生下他之後就過世了。他畢業於福建警官學校，派駐到臺灣的屏東地區。後來到警務處，即目前的警政署，往後一輩子都待在那裡了。

聽說我的母親生了10幾個女孩兒，最後留下來的只有3個，但男孩子就只有我這麼1個。關於我的出生有段趣聞，當時我母親已經40幾歲，因感覺肚子似乎有奇怪的狀況，便前往福建協和醫院（與北京協和醫學院爲不同單位）看病，以爲肚子長了什麼腫瘤之類的東西，結果醫師診察後告訴她又懷孕了，所以我有個小名就叫做「瘤兒」。「瘤兒」在我家鄉話裡是指「河蜆」或「蛤蠣」的稱呼。因母親老年得子，所以特別寵我。

大姊嫁給軍人，這位軍人姊夫是在胡宗南將軍統領的部隊裡服役，在西北地方作戰。我小時候對這位姊夫的印象是個性嚴厲，自己很怕他。但也因爲這位姊夫的關係，我小時候才有段特殊而深刻的記憶。這段記憶是因爲大姊生產後，我母親要去幫她坐月子，所以帶我從福州搭車到上海，再由上海轉隴海鐵路到西安。至於記憶深刻的關係，乃因爲在上海車站時與母親走失了，結果嚎啕大哭了一場，而且加上西安有雪，對南方人而言是不容易見到的稀奇場景，否則小孩子哪會對什麼事情特別去強記呢。

1949年國共內戰激烈，大陸局勢動盪不安，很多親朋好友對我母親說，家裡只要跟國民黨有關係，處境都非常危險。

我在1949年來到臺灣，約7歲左右。到臺灣的過程，因自己年紀小懵懵懂懂，只記得有天晚上半夜，母親把我從睡夢中喚醒，然後便把我抱到船上，託付給鄰居，便一路搖搖晃晃到了臺灣。家中只有我1人搭船來臺，母親並沒有一起過來。不過，母親已經跟當時在臺灣的我哥聯絡好，

所以船到基隆他就來接我。

3個姊姊只有二姊未到臺灣來，三姊比我早些時日來到臺灣，大姊的軍人丈夫後來經由馬祖輾轉來臺。大姊與母親在大陸淪陷時並未能即時離開。1950年代，約我念高中時期，母親過世後，大姊才帶著2名稚子，冒著生命危險偷渡到澳門、香港，最後顛沛流離來到臺灣。大姊夫日後先在昔日的中華商場附近開店賣腳踏車，與大姊團聚後改成藝品店，得以維持生活溫飽。

二、早年求學過程

小學就讀於臺北縣新莊國民學校，老師多是北平師範學院剛畢業的學生，受過正統的培訓，資質優秀，所以我幼年的啟蒙教育受惠良多，影響甚至比初中、高中都還深遠。我因為直接插班念二年級，未念一年級，導致連注音符號都不熟，但老師們國語講得好也教得好，在校成績都維持相當高水準。其中有位老師姓商，因為前些年新莊國小慶祝百年校慶，還見到他，才知道他當年也是隨國民政府撤退來臺。

小學畢業準備考初中，老師要我先去考私立的「大同初級工業職業學校」，他認為假如我能考上，那麼再去報考建國中學，錄取的機會就相當高。當時初中的入學考試有口試和體能測驗，我家前面有棵榕樹，我哥就在低矮的樹枝間綁上鐵棍，讓我每天去拉單槓鍛鍊體能。大同初級工業職業學校很快就考上了，不久後建國中學放榜，也順利考取。

我哥哥在我報考高中時，建議我選填志願的順序為第一建中，第二成功高中，因為成功高中距離他上班的地方不遠，有事情可以就近照顧。

我與沈國樑院長是成功高中同學，沈院長初中與高中都是念成功，兩人後來都獲得傑出校友的榮譽。成功高中的教育品質堪稱良好，為學生打下不錯的學習基礎。

三、選擇國防醫學院就讀

　　高中快畢業前，因為先前曾有位教國文的班級導師參觀過國防醫學院，給予高度評價，讓我印象深刻。然後又恰巧聽到同學在招集想要志願報考軍校的夥伴，因為不需要繳交任何報名費用，心裡就起了報名的念頭。

　　我哥育有4男1女，加上我就有6個小孩要照顧，家庭負擔可說是相當沈重。當年高中聯考，我有考上其他的大學，大姊說能夠供給我讀書需要的學費和生活費，但我顧慮到哥哥的環境狀況，覺得還是念軍校最好。

　　當時軍事院校採取獨立聯招方式，雖然有其他軍校可以選擇，像陸軍官校、兵工學校（中正理工學院）等，不過我當時只有想學醫的念頭，就僅填國防醫學院醫學系而已，現在回想起來，也是種機緣。

　　國防醫學院是間特別的學校，當時很多人想學醫，卻不大曉得這間學校的情況。我在想可能多數人覺得來當軍醫就是與一般的軍人無異，所以會大為減低其就讀意願。而且，有些學生即使來就學，沒幾年未到畢業階段，就轉到其他學校去就讀。另外，早期在本省人的觀念中，想讀醫科的年輕人選擇多是臺大、高醫或北醫，比較不會想到國防醫學院。但這種早年經常發生的狀況，目前就比較少見了，現在除了校友的子女外，其他很多家長也都鼓勵自己的小孩來國防醫學院念書。其實有興趣習醫的人，確實能在這所歷史悠久的百年學校裡，汲取豐富又充實的教育課程。

四、軍事學院的校園生活

　　當軍校學生剛開始時會覺得很辛苦，但熬過些時間後就感覺不同了。新生必須經歷入伍訓練，接受嚴格的軍事要求，而學校教育相對比較之下顯得輕鬆許多。當年訓練新生的隊職官們，其實知道國防醫學院的學生是國家未來的軍醫棟樑，因此都非常照顧。當然學校裡面免不了有些搗蛋、

或愛出鋒頭的同學，但我是屬於安份守規矩的一群，沒在校內惹事生非過。我對軍事學校的生活相當適應，晚上10點鐘上床睡覺，早上5點鐘起床讀書，作息非常規律。

我當學生那時感到壓力有兩方面，一方面是從僑生身上來的，二方面是經濟上的。僑生中來自香港地區的人數，應該算是最多的，每個人的資質都不錯，而且英文程度相當好，跟他們競爭課業成績相當吃力。再提到生活，學生階級有薪水可領，我第一次領到的錢是48元，應付洗衣、理髮等生活需用，日子過得極為辛苦。

我與現為眼科專家之文良彥是同班同學，他父親文忠傑是外科部的權威教授，母親是眼科名醫樊長松，兩人同是湖北人，都畢業於北平協和醫學院，並各自具有獨特性格。我當學生時偶爾會跑去文良彥家裡吃飯，他家就住在三軍總醫院後面，但很怕他爸爸，媽媽就沒什麼關係。我喜歡在他家裡吃一種肉丸子，湖北人愛吃的食物，很有特別的風味。

五、韓偉教授對我的影響

校友韓偉和崔玖是學校發展過程中不能省略不提的人物。他們兩人都是優秀的借讀生，後來皆赴美進修，韓偉曾擔任陽明醫學院的院長，崔玖也曾在榮民總醫院及陽明醫學院服務過。我念二年級的時候，韓偉剛從美國回來，是拿教育部公費出國的留學生。當時出國留學的人，會回來臺灣的很稀少，大部分都留在國外工作，因此在報紙上有大幅報導他回國服務的消息，轟動一時。

韓偉院長與尹在信院長是同班同學，從美國費城的賓州大學取得哲學博士學位。當學生的我覺得盧致德院長對韓偉非常禮遇，給予這位年輕學者學校宿舍的優待，讓我們十分羨慕。

另外，柳安昌主任也是生理學的教授，是早期協和醫學院的畢業生。

協和醫學院的學生每年僅招收數十人，個個都成績頂尖，非常傑出。柳主任是貧苦家庭出身的，領取山西閻錫山的獎學金而送進協和醫學院求學。他上課時講學的狀況很特別，凳子一拿，就海闊天空的談論起來，但常常舉行考試，大概是利用考試這辦法讓我們念書。柳教授的學問底子其實非常好，是個飽學之士，但因為國內環境的各種條件、設備器材等實在短缺而無法配合，讓他未能徹底發揮所學，限制了洋溢才華的揮灑空間。

直到韓偉院長返國服務後，情況才有所改善。他要求添購動物實驗宰設備，成立國內首座合乎標準之大白鼠的動物實驗室，我正好是他第一班的學生，覺得新鮮有趣，暑假的時候便和一位謝姓同學到此實驗室研究，此舉成為開始我另一段人生的契機。

才剛大二的我對醫學似懂非懂，以為抓老鼠來養很簡單，但在韓偉院長創建的動物實驗室待過，才知道根本不是心裡想的那麼回事，恍然大悟原來飼養老鼠是門專精學問。養老鼠的經驗讓我瞭解老鼠有各種不同的種類，而且有各式各樣的照顧方式和需注意之處，例如溫濕度和冷暖的控制，日夜環境差異的影響等。

韓院長當時給了我一個題目去做，因為他發現雌性與雄性的老鼠打完麻醉藥以後，公老鼠清醒後，母老鼠卻仍繼續沉睡良久，彼此差異頗鉅。觀察到此有趣的現象，第一個想到的因素是內分泌荷爾蒙（hormone）的影響關係，便要我切除公老鼠的睪丸試驗看看，結果缺少睪丸的公老鼠和母老鼠一樣呼呼大睡很久。相反的，把母老鼠的卵巢移除，母老鼠便在短時間內恢復清醒。

韓院長這個看似微小的發現，在教導學生統計方面的運用很簡便，而且我們便將此研究成果投稿至國外知名的權威性期刊"Science"（《科學月刊》）。後來該期刊的審稿編輯告知，在1930年代該刊物的某期文章中即有相關的研究討論，非首次提出之見解，所以無法重複刊登。

現在想起來當年受限於生化儀器的缺乏，現在就知道肝臟代謝藥物的

酵素（enzyme），在雌、雄兩性體內不一樣，如果早擁有優良的環境和儀器，當可有更好的貢獻。這是韓院長在生理學專長對我的啟蒙初始。

當時國內尚未具備妥善進行各種動物實驗的環境，韓院長在這塊領域裡經營得異常辛苦，他進行約莫4、5年的時間後，再度前往美國跟隨生理學名教授John Brobeck進行第二次學習，不久便取得賓州大學的永久終身教授職。但在1970年接受邀請，重返臺灣接任中原理工學院（今中原大學）校長，後則擔任陽明醫學院院長。

我是在1970年拿到公費獎學金出國留學，當時有次在哥倫比亞大學學生團契聚會時聽到消息，內容提到韓偉教授要從賓州來發表演講。我問是什麼樣的性質，有人就說因為他要回臺灣了，所以類似臨別演講。後來我聽他演說的內容，其實是在號召更多出國留學的學生和學人，能返回臺灣興辦學校，充實並提升教育品質。

六、畢業留校與赴美進修

我畢業時的成績可以留校擔任助教，但按規定不能到臨床的科系去，只能待在基礎學系，遂選擇生理學科。

當時生理學科有位楊志剛助教很照顧我，後來他到康乃爾大學進修，取得生理學博士，回國後在榮總服務，並於陽明大學擔任生理學教授。那時留在學校的最大目的，就是希望能出國去讀書。當助教4年，知道自己英文程度不如人，便利用時間大量閱讀英文參考書籍，後來終於如願考取中山獎學金。當時軍人無法任意參加什麼獎學金考試，而中山留學獎學金是其中少數可以的。中山獎學金不好考，因為報名人數多而錄取缺額少。我參加考試時心想幾百個人來考，自己怎麼考得上，後來幸運的通過筆試，再參加面試也順利錄取。國防醫學院考取中山獎學金的先後有3人，尹在信院長和我是屬於醫科，另一位是劉剛劍教授，屬藥科。劉教授在德

國就讀，返國回校服務後，擔任過藥學系教授和主任的職務，現在人在加拿大定居。

當助教時對生理學相關的英文著作已經相當熟悉，讓我留學時比較能掌握文獻資料，並快速進入研究狀況，幫助很大。不過當時的英文書多是翻版書，品質不甚精良，只能在差強人意的情形下閱讀。

參加公費留學考試那年，我剛新婚不久，在中華路開設藝品店大姊的資助下，就居住在西門町附近。某天，太太在報紙上看見我的名字，才知道確定錄取了公費考試。趕緊回到水源地的校區，當時生物物理學系蔡作雍主任已經在學校大門口等我了。他見到我就說能考上中山獎學金很不容易，已經幫我寫推薦信到哥倫比亞大學，要我去那兒念書。因為蔡主任是哥倫比亞大學的傑出校友，所以他幫我安排好，自己也就不必再辦什麼申請手續，就直接過去即可。

哥倫比亞大學和醫學院分屬於兩個不同的校區，美國很多知名高等學府多屬此種情形，例如康乃爾大學即是。在臺灣，臺灣大學就曾被上級要求到關渡去設置醫學院，但最後還是選擇在原來的校區進行。像國防醫學院要由水源地搬遷到內湖來，也是難以預測後果如何，因內湖校區附近原本非常荒蕪，沒什麼人氣也沒什麼建築。雖然水源地校區狹窄，但可以向上方發展，不過現在大部分校友覺得搬到內湖來是明智的抉擇，就這麼一次機會，錯失就沒有了。

以往國防醫學院每年都送不少學生出國去進修，而且都是著名的學校，表現也不錯。但現在的情形就不太一樣了，環境不可同日而語，大家不太喜歡出國去念書，一方面因為語言學習和考試的困難，二方面在國外留學有風險，找外國教授指導，未來的前程是很模糊不清楚，在臺灣跟著老師學習，畢業後較有發展機會。我們那時到國外去都是學習新領域的學問和技術，例如我鑽研電生理學對藥物的作用，這是蔡院長出國時沒學到，夢寐以求希望有人能帶回國內的學問。所以蔡院長當年對我留學的期

望，就希望學成後回來自己能獨當一面的發展。

我在哥倫比亞大學念書4年，主要是跟隨王世濬教授從事研究，他是林可勝院長的學生，畢業於協和醫學院，為中央研究院院士。剛入哥大時規定可以念7年，要在規定時限內讀到學位，否則就沒有了。而我因為已經有一個醫師學位，所以校方說只能讀6年，但我4年就畢業取得學位了。其實我在哥倫比亞大學3年就已完成學業，為何又多待1年？我老師說我當學生太辛苦了，一點錢都沒有，所以他留我在當地工作，賺點錢回家好有所交代。

在哥大念書需要學許多外國語文，如德文、法文等，但無需達到精通的地步。我在臺灣當學生時，曾在永和的修女院補習過德文。哥大考試方法是給我德文的文章，然後可以查字典翻譯，教師閱讀後覺得可以就通過。

到美國的留學生通常會買部車來充當交通工具，但在紐約則是以地鐵為主。我能靠200美金在美國度日，與當地社會環境有很密切的關係。我住的地方鄰近百老匯街，租了公寓裡的一個小房間，當時的制度是規定你住的時候房租多少，便能租用一輩子，房東不准漲價。所以到了1974年石油危機價格暴漲時，許多房東把房子一丟就不顧了，改跑去投資其他事業，所以該制度後來有所更動。

我拿到獎學金時，一則以喜，一則以憂。喜的是可以出國學習先進的專業知識，憂的是才剛結婚1年多，便得和妻子長久分隔兩地。我太太說我留學的期間，既不能回來，她也沒辦法過去，兩人都會很辛苦，她不大高興。我便對她說若沒懷孕，我就不出國。但這事誰也無法保證，就在獎學金時效消失前幾個月，她懷孕了，我就出國了。不過，帶著掛念的心情出去，心理很有壓力，況且我們夫妻生活很清苦，中山獎學金每月僅給200美金支應，手頭相當吃緊。1974年，我快自哥大畢業時，王世濬教授知道我的狀況，便和他協和醫學院的同學盧致德院長寫了封信，內容是說

我去美國幾年了，太太也沒辦法過去相見，他願意提供飛機票讓她前來。盧院長接到信後找蔡作雍主任商量，蔡主任知道我的為人不會主動提如此的要求，蔡主任便對我說既然已經苦這麼多年了，就再忍耐一段時間，不必急於此時與妻子相會，我因此才知道王教授對學生是如此的關懷。

王世濬教授的地位崇高，研究內容豐富，其中著名的成果之一，在於從事腦部嘔吐控制中心的研究。他發現位於腦幹第四腦室底有一化學物質激發區（chemoreceptor trigger zone, CTZ）的存在，此區域的細胞受到刺激，便會產生嘔吐現象。這項發現對醫學界貢獻良多，獲得國際性的普遍認可，大陸出版的醫學用書也採用他的學說。在1950年代的臺灣，相關研究非常稀少，王教授便來臺大醫學院和國防醫學院擔任客座教授，並引進研究成果及關聯技術。

王世濬教授師從林可勝院長，而蔡院長再向王教授學習，蔡院長後來並推薦我去學習電生理學，希望我研究利用電極測量神經細小微量活動的記錄。生理學的基礎研究方法有二，一是添加，二是切除。添加是指刺激或增加某些激素、化學物質、藥物等外來因子，觀察生物體接收後的反應狀況。切除是指消去欲研究的對象器官或腺體，觀察其前後反應的變化。然而實驗的歷程需要長時間進行密切追蹤和觀察，因為產生的變化或許不立即且明顯，也因實驗動物的體質、體型的差異而有所不同，所以能察覺出問題是不容易的事。但從念書時老師就開始讓學生接受如此的訓練，培養我們扎實的基本研究能力與實驗態度。

王教授不可能各領域都樣樣精通，但他知道大概內容與方向，並招收許多研究人員，一齊組成研究團隊，累積的成果便相當可觀。其中有位博士後研究的美國學生，便透過記錄電流的活動過程，觀測腦部神經掌控人體溫度的變化。我當時對此研究使用的先進儀器和成果，感到十分新奇。在廣開眼界之後，我也開始思考未來的走向。

在哥大念書約過1年多後，便找指導教授談我的研究題目，他認為我

應該從事電記錄的範疇，要我到各實驗室走走看看，找尋適合的儀器。這對剛入門的我來說真是毫無頭緒，好不容易找了臺還算良好的陰極示波器（oscilloscope）來進行研究工作。他後來還為我添購一部先進的記錄器，目的在讓我方便記錄細胞活動的狀況，但後因電腦科技之急速進步，這部儀器到頭來沒有派上用場，不過此舉顯示王教授對學生的照顧之情。

哥倫比亞大學的師資和學生都是一流的，出色的校友更是不計其數，例如物理學界的李政道、近代重要思想家胡適等人。所以說一所好的大學不僅要能聘任知名大師任教，同時更要招收具備潛力的優質學生，才能讓學校的發展及聲望持續不斷往上提升。

七、工作磨練的心路歷程

我於1974年學成回國服務後，蔡院長並沒有給我太多的東西，但我不擔心，因為在美國已經學會如何從無到有，建立起研究領域實驗室。重要的是只要肯虛心求教，自然就能充實內在的涵養，假以時日定能發揮所長。不久，陸續有共同興趣的同儕和學生，加入電生理學範疇的研究，成績得以不斷累積而略具規模。

初期國防醫學院剛撤退到臺灣時，院內各學系的主任都是少將。當時的學系都非常龐大，例如生物物理學系就包含廣泛，數學、物理、生理學、藥理學皆在教學範圍內；解剖科的情形亦同，當時稱為生物形態學系，包含組織學、胚胎學、解剖學等。

蔡院長在職時期，希望將大學系的制度，轉變為分門別類的各小學科。我回來正好配合推動此項措施，在參考其他醫學院的建置，並經過數年的努力改革後，於1979年便成為藥理學科的首屆主任。在哥倫比亞大學念書，跟隨王世濬教授研讀生理學和藥理學，所以藥理學基本上也算是我學的專長項目之一。

　　接掌藥理學科主任沒多久，尹在信院長由教務處長升任教育長，蔡院長便希望我去接教務處處長，協助他推動學校的行政事務，所以我就身兼系主任和教務處長兩職。現在回想起來，如我一般從事基礎醫學研究和教育的教師們，同時兼任行政工作，是否能同時妥善顧及雙方面的事務呢？檢討起來其實是相當困難的，要能兩者兼顧的人是非常少的，多數人還是只能將其中一項工作做好。若說要自己全心投入於行政工作，將研究託付他人代為進行，這也是行不通。我覺得一個人還是專心致力於某件工作比較妥當，研究、行政、臨床、教書能各司其職最好。

　　蔡院長卸下院長職務，由潘樹人院長接棒，我原本想說跟著辭去教務處長一職，專心在系裡從事研究工作。不過，當時也沒有人告訴我該繼續做還是不做，結果就還是照常執行教務處長的職權不誤。潘院長不久找來本校醫科49期、曾任軍醫署副署長的戴瑤華學長來當教育長。

　　1983年我升任教育長，1986年晉升少將。1988年升任國防醫學院副院長後，有次總政戰部主任楊亭雲上將，對當時學校的張鼎昌政戰主任交代，要求加強學生的醫德教養。我們便因此研擬草案，並訪談數位資深校友關於醫德倫理的教育問題，大家都覺得是加強醫德教育難得的機會。

　　在我當國防醫學院副院長兼三總院長約1年多後，有消息說要我準備升等去接任軍醫署署長。果然於1992年便升任陸軍後勤司令部軍醫署署長，第一年還未升，第二年沒多久便升中將。我剛到任沒多久，與各署署長和後勤司令張光錦中將開會，發現在陸軍系統裡面，長官對下屬們都非常嚴厲。當時陸軍總司令陳廷寵上將對我很好，他告訴我將來有機會要回國防醫學院。

　　在軍醫署署長任內，記得比較清楚的貢獻是督導和整理衛材事務。當時衛勤學校的校長是古導賢上校，我指導他如何整頓學校整體風氣、提升衛勤教育品質、添購相關戰備裝置等，使其有所績效。總司令看過後加以讚賞，我便提報他為有功人員。不久，副總司令王明洵中將對我說提

報的時間太遲，但他已幫忙我做處理，古上校因而得以升任少將，我心中對王副總司令十分感謝。升中將後任職未滿2年，便回到國防醫學院擔任院長。

國防醫學院過去因為師資多半來自協和醫學院，因此教育措施甚為嚴格，學生只要一科不及格便留級，現在當然已取消這樣的制度。所以每班畢業的人，都與原來入學時相差甚多，因為一部分是前期留下來的學長。

為數眾多的人經常留級，甚至牽涉到退學的賠償金額問題，其實對學校而言是非常消耗成本，並成為政府巨大的隱憂。如此的學制，在我接掌院長的時期做了些改變。當時帥化民立委擔任國防部作戰次長室的執行官（聯三），我便前去跟他相談學校教育體制的問題，且說明許多更改學則方案的草擬辦法供他參看。他說我所講的理由非常正確，但軍校裡頭還沒有任何一所是如此的。我說如果能獲得支持，國防醫學院可以率先實施重修制度。雖說推行重修制度是有一定的困難存在，畢竟當時並沒有這樣的前例可循，但是辦法上是合乎規定的。後來呈核後終於還是實施至今。

國防醫學院院長任滿快3年時，當時恰逢國防部準備將軍醫系統的制度作調整，沈院長那時剛好擔任局長，我們兩個便奉派互換職務，我去接管軍醫局，他回來當國防醫學院的院長。

我擔任軍醫局長的時間約有6年多，直到屆齡除役。在2000年921大地震之後，李登輝總統指示的救災工作上，投注很多的精神與心力，而2003年SARS發生期間，我已經退伍，倒未能幫什麼忙。

八、航太與海底醫學研究所的籌設

航太與海底醫學研究所的興辦緣由，追本溯源跟潘院長有很大的關係。潘院長對此兩項研究很有興趣，因為考量到院區如果順利搬遷至內湖，未來有不錯的條件能夠發展此兩範疇的研究。於是花了相當多的精

神，也曾至國外考察，便提出設立研究所的構想。事情剛開始時並不順利，參謀總長郝柏村上將覺得此事相當重要，但專門人才嚴重欠缺，故需先安排計畫從事培養。

我當時擔任教育長，便擬訂方案，詢問學院前幾名畢業生有無興趣進修航太與海底兩領域研究範圍，規劃他們出國讀書，進行長期栽培。不過，等他們留學有成歸國後，國內研究單位的設施仍未完工，如航太醫學研究中心，且屢經遷移又遇上編制員額異動的情形，因此進展緩慢。

我任院長時，記得有次陽明醫學院韓韶華院長，帶領大陸醫學院校首長參訪團來到國防醫學院，人數約10餘名。因為事涉敏感，所以直到抵達前一刻才突然通知，我於是沒時間做太多準備。他們很自然地問本校有何特色，和其他醫學院校有何不同等問題。我簡單提及正在積極從事航太與海底醫學的研究，他們好奇想進一步參觀，但當時並無完整機構可呈現，後來便作罷。

籌設此兩研究所是非常困難的事情，雖說只要有5個專業人員即可成立，經過許多協調折衝，幸得中研院院士方懷時教授給予極大的協助，1997年兩所得以皆獲成立，我至今仍非常感激方院士。（方懷時院士已於2012年3月逝世）

我當軍醫局長時，建議湯曜明參謀總長在岡山設置航太醫學研究的專門地點，終獲首肯，投資不少錢建設並添購如法國製的人體離心機等儀器設備。但研究人才培養出來後，因仍須顧及生活，多兼臨床醫師職務，導致慢慢有些流失，我對未能妥善照顧他們，感到有些虧欠。

另外，像曾任民航局航醫中心主任的何邦立學長，是難得的航太醫學專家，因故無法專注於航空醫學領域的拓展，誠為憾事。研究海底醫學的牛柯棋學長，專門利用高壓氧來治療病患，引進不少先進的設備，現在服務於奇美醫院，算是非常難得。

外國肯花鉅額經費投資海底研究，多半具有高度目的性與實用性，例

如探勘海底資源提供使用等。臺灣比較沒有這方面的考慮，加上資金投入有限，因此海底研究的條件和程度，還沒能完全跟上，但發展憧憬仍是值得繼續努力。

九、名譽博士學位頒授

1994年本院頒授首位名譽博士學位給臺北榮民總醫院第三任院長羅光瑞學長，而以前也曾有些學者被討論過，終未頒成。我覺得納悶，便詢問教育部，教育部答覆說因為我們已經屬於可以自審教授資格的學校，所以提出名譽博士學位，只要院內評審通過，呈報教育部，基本上是沒有問題的，只是我方太保守而遲遲無動作。

羅光瑞醫師是本校醫科第48期畢業生，曾任學院內科學系主任，對B型肝炎有深入研究，在領域內具有卓越的貢獻。頒發典禮時，邀請了許多位軍校校長來觀禮，如政治作戰學校及國防管理學院校長等人都是座上嘉賓。

十、對國防醫學院未來的期許

我對學生的期許是好好盡本分，認真努力念書。千萬不可缺乏自信，經過學識淵博的教授們的嚴格教導和訓練後，當能成為水準以上的優秀醫師。現在學生資質比過去進步不少，學校環境也更加完善，因此應該能培養出更多傑出的校友。

雖然國防部的資源越來越短缺，但還是希望能重視這所歷史悠久的醫學院，從考慮未來長遠發展的角度出發，不因健保之實施，仍能給予充分的資源與支援，為國家永續培養優秀的醫護人員。

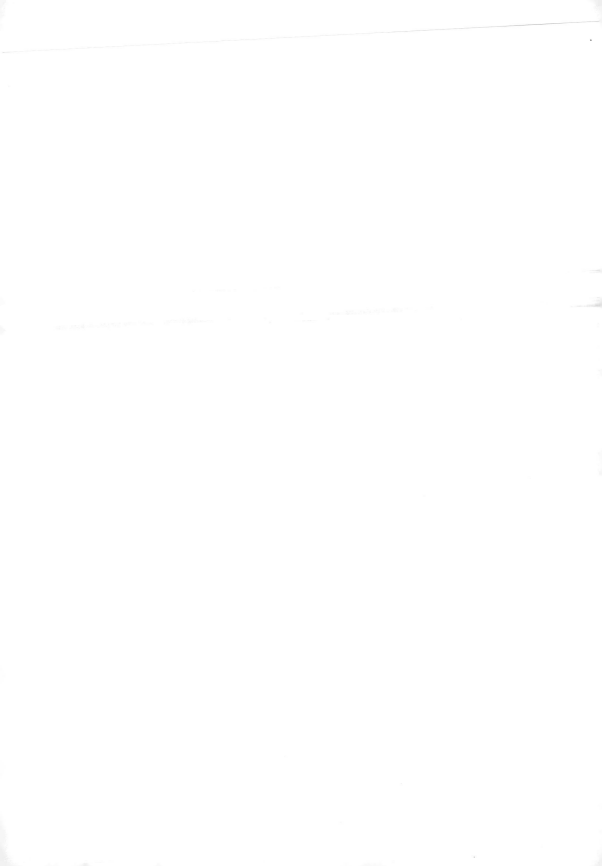

沈國樑院長生涯歷程回憶

時　　間：2011年8月25日（四）10：00-10：30、
　　　　　　9月23日（五）11：00
地　　點：通識教育中心助理辦公室、院本部辦公室
撰稿人：沈國樑
收稿人：林廷叡

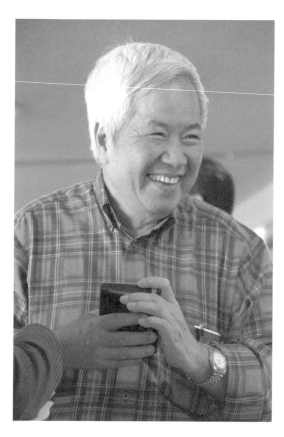

一、選擇國防醫學院就讀

我是浙江上虞人，1940年10月10日生。高中畢業後，在1959年9月7日的下午，高中同班同學李賢鎧到家裡晤談，問我是否有興趣跟他一起去唸國防醫學院，當即答應。晚上將該事稟告父親，並請求他的意見。基本上，他不反對，只叫我好好想一個晚上。翌日，再次表示我的意圖，於是父親一大早便外出去找兩家店保，並代爲打聽這個學校的情形。他的友人告知該校師資優良，並且新制的服役期限只有10年，進退比較寬鬆有彈性。下午逐坐上三輪車，由哥哥陪同到水源地報到，那時距離報到截止時間只剩約1個鐘頭，逐成爲醫科第59期學生，從此便展開我一輩子的軍醫生涯。

二、國防醫學院求學生活

在學校求學的生涯，可以說是課程繁重，淘汰率高，同學們個個都戰戰兢兢。當時學程是採取學年制，只要有一門功課補考不及格，便要留級，與現在的學分制不同，不及格還可以補修。

生物、生理、藥理三門課的老師是有名的殺手，每期班都有20來個同學遭到留級的命運。對於出試題及給分數，有幾位老師的作法可以提出來當成參考。

藥理學李鉅教授每次試題都必定會考毛地黃的安全劑量，每次都會有同學答錯，不是數字錯，就是小數點點錯，或是單位寫錯，當然其後果可想而知。

婦產科李士偉教授的期末考題目中，每次的考題中一定有一題「急性闌尾炎與骨盆腔發炎如何作鑑別診斷？」他的理論是這兩種疾病症狀相似，而治療方法截然不同，以後在臨床診治碰到需要時就不會出錯，而教育的目的就在此。課程繁多，爲了準備考試，每次考前開夜車自是不在話下。

　　二年級時的分析化學期末考前夕，開夜車已開到半夜，自覺還沒準備充足，但又覺得即使再撐下去，夜車開個通宵也無濟於事。於是把心一橫，將教科書一闔，隨機將書翻翻，選到哪個章節，便將那章節後面所附帶的10條計算題，從頭到尾演算一遍，便上床睡覺。第二天，看到發下來的考卷，覺得整個心臟都快從嘴巴掉出來，那些考題跟我前一天晚上所演算過的題目完全一模一樣，甚至連數字一個都沒改。最後成績出爐，接近完美的滿分，自己都覺得汗顏。考試有時有所謂的考運，一點都沒錯。

　　畢業前一年到醫院實習，當時實習的醫院，除僑生可到榮民總醫院外，其他軍費生可在6所軍方總醫院任選其一，我選擇留在801總醫院（三軍總醫院的前身）實習。在此處病例多，而師資等於有兩套，一套是占總醫院缺的主治醫師，另外一套是占國防醫學院教職缺，而在臺北榮總任職的主治醫師，他們都會來801醫院查房、臨床教學，並且都很認真。我們這些實習生雖然工作很忙，並且時常挨電、挨刮，但都覺得收穫很多，很值得。畢業後，碰到一起實習的臺北醫學院醫科第1期的同學，聊起往事，都有同感。當年學校教育委員會對全省的軍方總醫院作過一次全面性的督考，隔年便規定所有的軍費生只能到801總醫院實習。

三、部隊服務的經歷

　　1966年3月26日畢業，需要到基層服務2年，當時雖然訂有分發辦法，但嚴格講起來仍然不夠嚴謹。分發到哪裡，對我而言都無所謂，只想能分發到外島，讓評比積分增高（外島有加分），目標是希望最後能回到801總醫院服務。

　　分發單位原本4月份便已經出爐，後來又再更改，到5月初才正式敲定。而要前往報到的部隊當時剛好駐紮馬祖，那正是我所盼望的，於是跟同學戴行燧，一起到南竿師部報到。報到時，軍醫組長當即宣佈，因任務

緣故，艱苦地區的高登，需要派遣國防醫學院畢業的軍醫輪流前往支援，由抽籤決定先後順序。小戴抽到頭籤，心裡沒有準備，所以神色不是那麼自然，而我覺得遲去早去都是要去，那我就自告奮勇說自己先去好了。行囊還未來得及打開，隨即又馬上坐船到北竿，接著便搭乘由舢板加裝馬達，所謂的交通船，前往高登島。

高登是馬祖列島中距離大陸最近的島嶼，面積約1點多平方公里，距離對岸的黃岐約8千多公尺，除軍人以外沒有老百姓居住。用望遠鏡瞭望，可清楚看到對岸人砲的砲口以及民兵的活動。那時已經沒有實彈砲擊，只有偶爾打過來的宣傳彈，戰爭的氛圍已經降低甚多。由於我是屬於支援性質，多數長官對我都相當禮遇。相處熟悉之後，截波臺臺長搭條電線到我住的碉堡，晚上9點供電停止後，我寢室內尚存有一盞孤燈，使我不必點蠟燭看書。那時開始實施安寧專案，不准個人持有收音機，我接手一部電晶體收音機，用來收聽美軍電臺，加強英語聽力的能力，準備回臺參加ECFMG測驗，以備爾後有機會前往美國進修之用。

3個月後，指揮官報我為有功官兵，可以回臺休假1週。當休假結束返回馬祖，本可調回南竿，但高登指揮官電請司令官，要我再留下服務，於是繼續過著看診、看書、看海的日子。在這1年多的日子裡，330元的薪水，每個月可存個550元在同袍儲蓄會裡（主食、副食的結餘），還有因缺水而3個多月未洗澡的情形，都成為我人生難得的特殊經驗。

四、在三總的日子

1968年如願分發到三軍總醫院，工作忙碌不在話下。我當時本想進神經外科，而訓練計畫是打算將我置於外科各分科輪訓1年，然後再固定於神經外科，奈何突如其來的肝病，打亂整個計畫而只能退出。經過4年住院醫師訓練，最後被票選為總醫師（部裡總醫師只有2位）。這5年期

間，自認爲訓練扎實，而對當今流行所謂「醫師過勞死」，當年的同事都不認同有這個名詞。一般外科主治醫師做了3年，便屆臨服役10年期滿，可以退伍。那時向臺北榮總外科部沈力揚主任申請，蒙其應允，可到北榮服務。但後來想到作生不如作熟，駕輕就熟，未嘗不是件好事，於是便改變主意，繼續留在三總服務。

五、出國進修與攻讀博士學位

1974年得由盧健泰老師的協助，順利申請前往美國芝加哥大學醫學院進修1年。後來到芝大進修的同事逐漸增加，兩院雙方的交流關係相當密切。芝大的教授亦有多人獲得三總的邀請，前來擔任短期客座教授，作臨床教學，或在相關的醫學會議發表演講。

到了1984年，獲得再次機會前往德國哥廷根大學進修，攻讀博士學位。以往只耳聞人家談論日耳曼民族的性格，是如何嚴謹、劃格子找東西、一板一眼到不近情理等情況，眞的是要親自領教過，才能心領神會。他們有些作事方法，實在值得提供給我們辦行政的作參考。

修讀博士學位，學校的規定條文，鉅細靡遺、密密麻麻地印成一本小冊子。但最後的條文，眞是神來之作，內容爲「若有必須，校長可做全權處理。」這顯示充分的授權，以及對院長完全的信任。

次年的暑假，家人想要來德國度假並看我，當他們申辦手續時卻遇到問題。依規定，當有親人在德國長久居留，其親友前來訪視旅遊，辦理簽證作業時間需要3個月（其目的應在防止外國人移民不走）。但等到手續辦妥，那暑假早就過完了，我女兒電話告訴我此事，我便到市公所外事部，試探能否得以解決這個問題。這個小鎮是個大學城，居住的人主要爲學生、教職員或相關人等，外事部主要辦理外國學生的事務。我跟櫃檯的人員談到我的問題，並強調我家人1個月後必定離德返臺。他請示都沒請

示，即刻答應，並表示稍後會電傳香港德國領事館。翌日，女兒來電話，告知問題已解決了。這種充分授權徹底、效率快速的作法，真令人嘆爲觀止。

六、擔任三總副院長及院長

　　1989年升任副院長，再過2年升任院長。由於學院與醫院已決定搬遷至內湖，原有的汀州院區重要設備的保養，以及院舍的修繕，就暫時不再投資，只要能維持基本需求，一切都等到搬至新院區再說。舊院區醫院房舍的體質，本來就先天不良，後天又失調，其窘樣可想而知。醫院評鑑時，我方表達日後搬到新院區後，狀況會大幅改善的陳述，都能獲得委員的同情與諒解。

　　環境雖然不盡理想，但同仁出國作短期進修，或在國內外研究所攻讀博士的風氣，卻相當盛行。這得感謝國防部政策的支持，也瞭解人才培植的重要，而臨床研究表現的輝煌成果，也不遑多讓。由當時的心臟外科魏崢主任所領導的的心臟移植團隊，在衛生署通過人體心臟移植計畫後，於1988年成功爲易辦女士進行手術，後果相當良好，10年之後因頭部受傷而去世。之後，魏崢主任前後成功爲22個患者進行手術，都是遵照法令以人體試驗進行。所謂人體試驗，即是病人不需擔負任何醫藥費用，由醫院負擔吸收。到1992年時，全省累積相當數字的手術成功例子。衛生署因而宣佈心臟移植由人體試驗提升爲「常規治療」，在此過程中，魏崢主任及三總都有相當程度的貢獻。

　　在80年代，政府對非洲國家推行醫療外交政策，外交部商請國防部組成醫療團前往支援。三總奉命組團前往，數年內派出多人前往分駐2、3個國家，表現優異，深受當地人民敬崇。擔任團長的張比嵩、余慕賢醫師，他們的夫人具有護士背景，均隨同前往。有些同事在支援期滿後，自

願續留1年，他們服務奉獻的精神，都只有在默默地付出，並未在媒體上大肆宣揚。

七、接掌國防部軍醫局

　　1995年奉命接掌國防部軍醫局長，這正是國防部裡頭幾個率先實施精實案的單位，裁撤各軍種的署處，合併成為軍醫局。眾多的合署成員擁擠辦公，一定時間內，員額超編是必然的事。各署處的主官，到了局裡變成副主官，局裡的副局長由原來的1位，一下子變成了4位；原來單位的組長到了局裡，變成副組長，其中所產生的問題可想而知。要解決這個問題，需花費時日，讓其自然消化。

　　精實案合編後，各軍種的將官缺，仍歸屬各軍種總部。當將官出缺時，選拔繼任人選，缺額的軍種屬性為優先考量。這在一個整合後的單位而言，實有缺公平。為消弭此問題，曾向上級要求，將軍醫原有為海陸空軍軍服取消，統一發給單一之軍服，但未蒙允許。

八、返回國防醫學院擔任院長

　　1996年奉調接任母校院長，是一輩子非常榮耀的事情。由於前任院長們多年來的澹淡經營，各學系的老師們在各自的領域中皆有相當優異的表現，這時航太、海底兩研究所成立，當年派往美國著名大學進修博士學位的儲備老師也都剛剛回來。這些老師是醫科82期班前後，名列前茅的同學，相當優秀。為了使這兩個所能具有基礎及臨床的特色，因此輪派老師們前往三總接受數年的住院醫師訓練，使其能考獲各次專科的專科醫師的資格，成為physician scientist，否則沒有特色，便與一般前期科系無異。

　　對同學們不斷鼓勵他們尊重自己，增強自身的競爭力，能有獨立自主

的思考，在這種要求之下，同學們都能自我管理。在校數年間，各學系同學畢業後的執照考試通過率排行，都是全省數一數二的。

多年來同學們在校放假離校時，都要穿著軍服離開校門，這種規定上級有其思維，但是不切實際。尤其女生們離校時都帶著便服，一出門便到附近民房換穿便服，具有其不安全性。於是向上級爭取，取消此種規定，後經獲准，同學們於放假日可以穿著便服進出校門，方便多了。

多年前，由於環境之緣故，在軍校中，政治課程的學分數相當重，一向為有識的老師及同學們所詬病，但大家都默默承受。由於政治氛圍漸趨開放，於是在某次軍教檢討會裡，協同掌管軍教工作的主管，向上級建議，大幅減降政治課學分數4、5個，蒙允改善，這對招收自費學生減低極大的阻力。

國防醫學院畢業之學生，僅當初的僑生及留校的臨床助教分發到榮民總醫院服務外，其他的同學都分配到軍醫院服務，而這些軍醫院都沒有外校的畢業生，於是成為一閉鎖的純種族群，同道對於除三軍總醫院外之其他軍醫院相當隔膜。1996年學校開始招收各學系自費男女生，這對學校帶來許多正面的影響。很多入學的同學都是來自明星高中，並且多數考取著名國立或私立大學良好學系。他們來到學校後，同學和家長都抱著相當濃厚的自由思想。

在家長們撥打過的電話中，或是與同學們定期的座談中，他們都提出相同的要求，要求解除門禁，傍晚下課後可以離開學校做自己的事情，譬如進修英文等。我則以同學所需求的，學校可以提供，並且醫學院的功課會越來越重，同學們會越來越忙。至於請假外出，只要理由妥當，手續都相當簡便。經過多次的溝通，大家都彼此有個共識，即是自費生與軍費生一樣，所有的規定一律相同，不會有一國兩制的現象。

基礎與臨床的老師們都是軍職出身，而其服役年限有所限制，不像一般大學可以服務到65歲，50多歲便面臨退伍的規定，這對學校與醫院的

發展有極大的負面影響。於是向上級爭取，建議開放增加文職老師職缺，即是軍職老師屆臨軍中服務最高年限，能改成文職老師缺，可以服務到65歲。如有需要，尚可逐年檢討延聘，這對保留資深而經驗豐富的老師有極大的幫忙。

旋未久，軍中精實案要正式實施，當然裁軍為時代所趨，為必然之走向。接到要裁減的員額數後（要交出去的不只是一個總額，而是自上校以下，不同的階級，都有一個額數），與同仁們相議，利用一些技巧，如將一個簡三上校教授缺，改成聘一教授缺，則可交出一簡三上校缺，但仍可保留一教授，而其所有該有的福利待遇沒有影響，但仍具有教授的待遇，如此整個教師的員額仍能維持。聽說隨後尚有所謂的精進、精粹案，我戲說頭一波是切皮，再來是切肉，而後是傷骨。

鑑於想像到以後的影響，曾經向上級報告反應，便舉例說十個軍事教育機構要繳出十根手指頭，與其十家都變成殘缺的九指，為何不裁撤一個機構，讓所剩的九家都能完整呢？此之所謂痛九指，不如傷一指之所謂也。上級長官雖明白此中之道理，但是沒能落實，其承受之壓力與所需之魄力，也就非我們所能想像。

1999年間，將三軍大學結合國防管理學院、中正理工學院與國防醫學院成立國防大學之議遂起，這是研議單位參考其他先進國家的作法。在籌備過程歷次簡報中，都未曾聽過其他國家有把軍醫列入於國防大學中的狀況。有一次重要之會議上，長官詢問我，想聽取意見為何，在20多位長官與主事者當中，我是兩個舉手反對者的當中一個。後來決策已定，我也積極參與各種籌備會議，當整個規劃案將統整要實施前，夏瀛洲校長問我有何建議。我建議保留國防醫學院名稱，因教育部承認國防醫學院為獨立教職自我資審的單位，若更改名稱，不知是否會因此造成行政上的麻煩。蒙夏校長應允，學校名稱為「國防大學國防醫學院」。

另一項建議為精實案後，行政作業更應扁平化，學校部分的公文可以

直接呈文國防部，因為軍醫局改制後，已成為軍醫的最高監督單位，所有關於軍醫的業務，必須知會軍醫局，這點也蒙夏校長應允。

國防大學成立伊始，有關我當初的第二項建議，由於程序及體制牴觸而無法實施。因此國防醫學院便在國防大學與軍醫局「同治」下，很多作業流程所需的時間要增加一倍，造成了相當的困擾。不數年，於2006年1月1日，國防醫學院奉令從國防大學編制中轉移，恢復原本的建制。

國防大學原訂於4月成立，我請參謀幫我報請於2月底退役，國防大學正式於2000年5月8日成立，我便提前7個月於3月31日退伍。自1959年入伍，至2000年退伍，41年的軍旅生涯到此畫下句點。

九、學院整建與搬遷之回顧

國防醫學院自1949年從上海搬遷至水源地，經盧致德院長向美國友人募款，在校園建築起許多的教室、實驗室與宿舍，在當時可算是相當新穎與合乎水準的醫學院。但隨著時代的進步，新科技的發達，原有的規模不足以符合需求，而三軍總醫院自1967年搬到汀州路院區，原有的十字大樓軍人病房先天不足，加上後天失調的軍眷病房，造成一個整合不完全的機構，無法應付醫療技術的進步及醫療制度的改變，於是整建之聲崛起。

在一次金門參訪中，拜訪當時的司令官宋心濂上將，聽他提及擔任作戰次長時，曾建議出售水源地軍方擁有的土地，然後搬遷至林口。後因王師揆教授們反對，認為老師們從臺北趕至林口上課，交通極為不便，加上當時盧致德因病住入榮民總醫院，但他對草案仍相當關切，水源地校區的一草一木、一房一樓都是他點滴心血的累積，一旦搬遷，則全部都灰飛湮滅。

1979年間，改成5年發展計畫，朝原地整建方向進行。到了1983年5

月，當時的軍醫局潘樹人局長將原地整建與搬遷內湖案併呈，經討論後，長官裁定採取後案。於是1984年12月成立國醫中心籌建委員會，預算經費為83億多元，1986年9月進行設計規劃，1990年2月開工，預定1995年完成。由於諸多因素，工程落後，經10年後，學校於1999年始能進駐新址，而三總則於次年才能入駐。

學校自籌備至搬遷完成，經5位院長參與規劃與督導，各人必定有所評述，個人只覺得整建之初所列之經費，顯得過分樂觀，雖經過追加成135億，然完工時，有數項原計畫之工程，都遭擱置。一是學生活動中心，後改為第二期工程，另由國防部撥款完成，而航太、海底醫學中心與景觀規劃（原景觀設計經費依規定是建築預算3%，約為4億元），則遙遙無期。

張聖原院長口述訪談

時　　間：2011年8月2日（二）10：00-11：30
地　　點：臺北市立聯合醫院總院長辦公室
口述人：張聖原
訪談人：郭世清、林廷叡

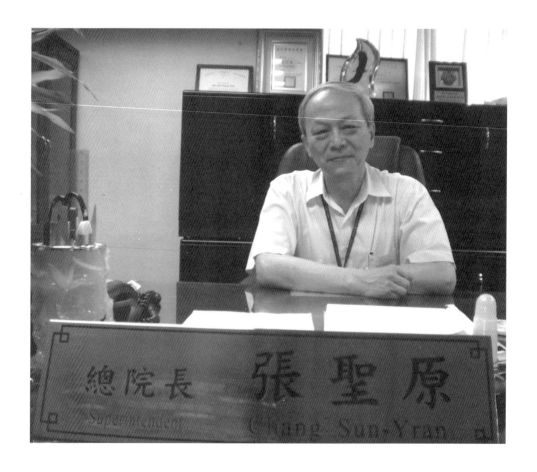

一、家庭與個人背景

　　我是湖南長沙人，1949年4月29日出生。當時長沙已經淪陷，共產黨解放軍進駐城中，全家四口逃難至上海，再到香港，最後於1歲多時與父母及1948年出生的姊姊張聖容，抵達臺灣。

二、早年求學過程

　　初到臺北，學制尚非嚴格，遂提早1年隨姊姊至學校念小學。經1年舉家遷居臺南，於臺南住4年。小學二年級到五年級在臺南度過，後再搬回臺北，入建安國小續讀六年級。當時建安國小位置偏僻，四周皆是稻田，學校僅有3班學生。

　　姊姊小學畢業後唯一一次的升學考試失常，進中山女中（二女中）初中部。後以第一名優秀成績畢業，可直接保送高中部，但她原想透過考試進入北一女就讀，因石季玉校長親自到家裡拜託留校，便決定繼續待在中山女中，高中亦是第一名畢業。以學業成績優異直接保送臺大，依她興趣選擇喜愛的數學系就讀，大學畢業後出國留學深造。現為美國普林斯頓大學數學系主任、美國國家科學院院士。

　　我則考進師大附中實驗班，得以免試升高中，因此6年都待在同校。師大附中校風開放，在學時期成績普普通通。

　　母親因膝蓋不好，接受治療的情形不甚理想，所以希望如果家裡有人念醫學相關科系應能提供相當的協助。我高中念甲組，當時國防醫學院列於甲組而非丙組，不必加考生物，且採獨立招生制，所以自己不僅大學聯考報名，同時亦報考軍事院校，1966年獲得錄取後，選擇進入國防醫學院就讀。因深知母親看病治療的種種困難處，因而影響自己往後於醫校求學或於醫院服務時，對病人都能抱有同理心的體會。

三、國防醫學院就讀歷程

　　臺大醫學系要念7年，但國防醫學院醫學系只念6年，不過由於寒假僅1星期，暑假僅2星期，時間非常短促，所以課業時間被壓縮而緊湊萬分。另有暑訓制度，暑訓原是安排進行軍事訓練課程，後來則多用來補課。又，放假時間短暫，學校管制嚴格，平常學生不得隨意進出校區，因此大部分時間皆在念書。高中畢業生到國防醫學院剛入學時，可能程度比一般醫學系學生稍弱些，但經過環境的嚴格培養和訓練後，畢業時的水準則毫不遜色。

　　讀軍校的好處在未來發展的路是已鋪好的，學生無須煩心於謀生問題，生活上較無憂慮。若硬要說缺點的話，可能會限制學生的自由發展與思考方式，但優劣之間的比較並非絕對的。

四、部隊服務經歷

　　1972年我畢業時成績頗佳，得以留校任助教，當時能獲此殊榮的人非常有限。留校擔任助教的類別有兩種：一是從事基礎學科，如生化、生理、解剖等，二是從事臨床醫學，如內、外科等，此類名額甚少。當時盧致德為院長，蔣旭東和陳尚球為副院長，蔡作雍教授剛回國任教育長，藥學系教授譚增毅任教務處長。蔡作雍教育長找我到辦公室詢問留校擔任助教意願一事，自己因而表達想到外科磨練的考慮。蔡作雍表示外科並無助教缺額，未留學校任助教，即須立刻分發部隊，將來能否回學校的外科單位服務並不一定。蔡作雍是希望我能留學校，但自己極想從事外科工作，便毅然放棄留校任助教的機會，成為分發部隊順位的第一名。

　　後分發至陸軍服務，授予中尉醫官官階，於高雄搭「太武艦」前往金門。當地分別有三家醫院，野戰醫院位於尚義，料羅及東沙有規模較小的後送醫院。我是到東沙後送醫院服務，支援病房開刀、搶救爆破意外及

後送病患等事務。8個月後隨部隊移防臺灣，先到宜蘭，後抵達桃園十七師，1975年初再隨部隊移防金門3個多月，最後回臺灣。

當時與同班同學王先震皆在十七師，兩人不約而同都選擇回三軍總醫院擔任住院醫師，當時施純仁教授為外科部主任。王先震選擇整形外科，我選擇泌尿外科，住院醫師加上總醫師服務的時間，概約有5年。

1980年考上專科醫師，到小金門九宮碼頭的小醫院支援3個月，結束後便回三總任泌尿科主治醫師。

五、赴國外進修

1981年恰逢機會，由國防部及學校選送，赴美國芝加哥大學醫學院泌尿外科進修1年。能獲得前往芝加哥大學進修的機會十分不容易，且因時間也短暫，因此把握這1年有限的時間努力用功，盡量充分運用該校的設備。因我有實驗室的鑰匙與門禁卡等，除平常日外，假日亦得以繼續工作。該校醫學院的各種實驗流程皆有固定的妥善規定，運作順暢，我在實驗室裡估計約使用了至少2,000隻以上的老鼠。在芝加哥大學跟隨Dr. W. B. Gill教授從事研究，無論查房、手術、實驗、會議等事務皆隨行參與。Gill表示1年時間很短，能有多少成效就算多少，不必強求，但進修時程接近結束時，我將所得資料彙整提出報告，結果令Gill十分驚訝且佩服。1982年返國後回三總繼續於泌尿科服務。

六、在三總泌尿科的日子

國防醫學院遷臺初期，外科學系主任張先林細分各專科，因此成立臺灣最早的泌尿外科，由鄭不非主其事。1958年榮民總醫院成立後，鄭教授調往該院服務，改由呂曄彬（為目前藥理學科呂偉明助理教授之父親）

接掌。1967年陸軍801總醫院自小南門遷汀州路，改為三軍總醫院，呂曄彬成為三總外科部泌尿外科的第一任主任（1967-1976），退伍後由馬正平接手（1976-1984）。

三總外科部門早期的發展比較偏重臨床治療與病人照護，從事基本研究與論文寫作的風氣不大盛行，人員多數為主治醫師，但具有教育部教授資格的醫師非常稀少，僅如施純仁等人而已。1979年我任總醫師時便開始嘗試撰寫文章，遂於該年審查通過而獲得講師資格，1984年再通過院內審核及教育部匿名外審，取得副教授資格。

1984年馬正平升任外科部主任，我遂接手其泌尿科主任職缺，擔任至1992年為止。在位期間與馬正平、于大雄（前國防醫學院院長）、孫光煥（前三軍總醫院院長）、程千里（現為臺中榮民總醫院泌尿外科主任）等人多次就泌尿科的未來進展商討。因泌尿科在規模、人員、資源等各方面，皆無法與臺大、長庚、馬偕等相關醫療機構相提並論，將來之路何去何從，又如何在激烈競爭中求生存並發展獨到特色，實為刻不容緩的重要任務。經過反覆磋商議論後，決定扎實做好基礎工夫，並妥善發揮本身之特色，毋須硬要與其他單位爭逐相同長處之高下。遂有于大雄專研腫瘤泌尿學、程千里專研神經泌尿學、孫光煥專研男性泌尿學之規劃，使其在各自不同的領域中努力發揮，茁壯泌尿科的實力及影響層面。

除此之外，每隔幾年便有計畫的選派優秀成員赴國外進修博士學位，或學習專門的臨床經驗，研習國際最新的學術成果與醫療技術。因此自1980年代之後，三總泌尿科逐漸在同業中嶄露頭角，聲望漸次提升。此種不短視近利、往前看的高瞻遠矚態度，至今仍延續無斷。

我後來於1991年榮獲教授資格，當時年紀約莫40出頭，在外科領域中算是非常年輕的傢伙。自己是欲取得教授資格仍須外審的最後一批人，爾後國防醫學院便能夠自審師資。1992年教育部首次公佈10所大專院校擁有自審師資的資格，國防醫學院是其中唯一的軍事院校。

七、服務桃園陸軍804總醫院的經驗

1992年陸軍總司令陳廷寵上將邀我到陸軍服務，因當時高雄802、臺中803、桃園804三間總醫院仍屬陸軍管轄，所以他希望我能發揮所學專長，前來管理醫院的事務。

自己為此事考慮甚久，因才剛通過教授資格1年，非常不捨學術領域，所以委婉向陳總司令表示若能暫緩3年，讓自己在學術領域有些許貢獻，之後再任隨吩咐。陳總司令直接表明只給1星期的時間決定，令我在短短的幾天時限裡掙扎萬分，心中難以抉擇。知曉此事的同仁，都半開玩笑說總司令欲把少將職缺送給我，我竟然還如此不識大體的回覆。

於是，我心中思索若續留三總泌尿科任職，往後應是擔任主治醫師與耕耘學術領域的教授，而到804醫院接掌管理職務，是另一種不同的生涯道路，人生之路走寬廣點未必不好。就現實面的考量而言，一方面雖是即能馬上獲升少將，但另一方面醫療管理是完全不同以往的路線，未來情形是福是禍，難以預料。

由於對自己個性的瞭解，我深知若接任醫院院長的工作，必定會下極大的時間與精力，去熟悉醫院運作情形和學習如何成為優秀管理者，對有限資源的配置、財務運用、院務處理、院外關係等層面的事項皆要涉獵，絕對無暇兼顧原來泌尿科方面的事務。內心猶豫甚久，難以做出取捨任何一方的決定。

現在回想起來，對陳總司令要求3年後再接任的態度實在天真。最終，經過與家人及父母商量後，遂決定於該年5月接任桃園804總醫院院長。我要求自己在醫院處理院務之餘，仍要努力維持本身水準至少在合格的泌尿科醫師範圍內。

由於完全毫無擔任院長之經驗，初起步遂要求院內剛開始3個月大大小小的公文皆要上呈批閱，為此從早看公文到晚，但這方式乃最快瞭解醫院運作的辦法。然後，各科、部的會議每天都通通參加，連院長章要如何

蓋、蓋何處都是上任後現學。我同時參加不少函授學校的教學，亦旁聽甚多關於管理的課程。

在804總醫院前後時間共4年8個月，除學習如何當院長外，另外重要的任務是將原本位於桃園市虎頭山的舊院舍，搬遷至龍潭新院區。當時新院區已由工兵署完成約一半的建設，我對工程完全是一竅不通，所以花費相當大的功夫去理解，甚至與工程官趴在地板上研究院區建築設計圖，並親自到現場多次實際勘查狀況及視導進度。

醫院搬遷是種特殊的經歷，前置作業耗費大量時間討論，訂出大原則是醫療行為不中斷。雖然桃園市到龍潭的車程約莫40分鐘，距離不算遠，但僅有一組的醫院人員，並無多餘人力，要如何維持醫療事務的進行呢？當時採取的辦法是龍潭新醫院病房完成驗收後，便將虎頭山舊醫院的病人分批移入，從病情最輕微、照顧量需求少、較不影響行動的病人開始。醫護人員亦分組隨同實際測試整個新醫院的使用情形、動線流暢度等等，當一邊關閉，另一邊即行啟用，遇到問題馬上處理。

如此測試加上不斷調整約1個月，在總醫院人數維持不變及醫療不中斷的過渡期，來往新舊醫院之間。舊醫院各部門同仁陸續打包儀器及醫療物品物品，貴重物品由院內人員自行搬運，其餘則由外包廠商負責輸送。物品事先已妥當規劃安放位置，一律按計畫定位，後有不適之處再自行調整。

如此連續未中斷醫療的搬遷過程，直到最後一車駛離虎頭山，原院區旁的小商家才恍然大悟整個醫院已經完全清空，來不及跟著調整而無生意可做。

整個搬遷過程相當平安順利，甚至連個玻璃杯都沒有打破，所有的東西皆完整無缺，實在令人驕傲。

八、調任三總副院長

　　1996年桃園陸軍804新醫院搬遷工作才甫告完成約月餘，馬上就遇到醫院評鑑。待通過區域醫院和教學醫院評鑑後，1997年元旦，我便奉派調回三總任副院長，當時院長為王丹江（醫學系62期）。

　　804總醫院搬遷是一般院長難以擁有的經驗，因此對自己而言是異常珍貴的歷練，也對往後將醫院校區由水源地遷移至內湖提供了重要的具體貢獻。

　　擔任三總副院長後，因身為實際處理事務的執行官，馬上就需面臨仍在進行中的內湖醫學中心重大工程。當時內湖院區的狀況只能用一塌糊塗來形容，所以我前後陸陸續續至少親自去督導超過百次以上，沒有哪天褲子和鞋子是未沾上爛泥巴，院裡每個科、部的同仁也不知去過多少次。憑著搬遷804總醫院的經驗，也使得汀州院區附近的商家直到最後一刻才驚知三總已經遷往他處。

　　1999年開始，學校與醫院先後往內湖院區搬遷，當時沈國樑為醫學院院長，我是三總院長。直到2000年工程全部塵埃落定後，2月沈院長便提前退伍，遂先接手代理醫學院院長數月，後才正式真除。2002年軍醫局局長李賢鎧60歲屆齡退伍，遂奉派調任該職務，2004年11月底自軍醫局局長退役，正式告別軍旅生涯。

　　在陸軍804總醫院和三軍總醫院最鮮活的記憶，都與醫院搬遷之事相關。同學曾開玩笑說，如果我行醫生涯不順的話，可以考慮開個大型的搬家公司。在自己的同輩和同學中，曾有如此兩次搬遷大型醫院經驗者恐怕無他，且兩次的距離皆頗遠。然過程皆無破壞貴重設備，行動完全按照計畫方針進行，作業持續不中斷，值得慶幸。

九、任醫學院院長的貢獻

擔任國防醫學院院長在學校2年的時間不長，貢獻有限。較值得記錄的事有兩件，一是學生國考通過率百分之百，二是將學校納入全國醫學系的評鑑。

學生國考通過率百分之百並非我的功勞，之前打下的基礎以及學生的努力用功才是關鍵。2年的完全通過相當幸運，但也感到學校教育水準達到高程度，培育出優秀人才令人欣慰而充滿自信。

國防醫學院原本並未參與醫學系評鑑委員會（Taiwan Medical Accreditation Council，簡稱TMAC），其成立時第一次會議便決定不把國防醫學院納入評鑑機制當中，因國防醫學院為軍事單位，情形特殊，故排除於外。我原本不知此消息，教育部並無來文告知，是因某次開醫學院校首長會議時，有位校長將TMAC的發文轉交給我看，才知曉狀況如此。

我當下思考應爭取加入TMAC才是，又想該找人仔細商量較妥，但若與其他資深人員或師長輩們商量，但他們卻不贊成，而我執意去做，等於是違逆其意思，最後選擇自己做決定不與別人討論，一肩扛起整件事。

我的睡眠品質一向很好，即使白天有很煩的事，晚上依然10點多就寢，早上5點多就起床，不用鬧鐘，我太太說我躺在床上20秒就睡著了，看電視也吵不醒我，但為了是否參加評鑑的事情，足足嚴重失眠至少1個禮拜的時間。

後來我打電話聯繫教育部TMAC的負責人賴其萬教授，當時兩人彼此並不相識。我表示要賴教授重新考慮將國防醫學院納入評鑑體制當中，此意見令他大感意外。我並要求評鑑的內容亦需與其他單位相同，不要特權。賴教授認為評鑑是艱鉅繁重的任務，詢問為何非得要參加不可，我回答只是因為不想讓國防醫學院變成國內醫學教育的旁枝末流，希望能維持於主流的地位，除能滿足國防部的要求外，也要能符合國家標準。

到目前為止國防醫學院仍然維持參與TMAC的評鑑，且成績逐步提

升，多能維持在中上程度。此舉的影響當然非常巨大，正面與負面的批評意見皆有。有些人認為國防醫學院何必自找麻煩，自討苦吃。但我當時感覺到國防資源在逐漸減少，學校能獲得的補助有日趨降低之勢，如果學校沒有任何外力來和其他醫學院校互相衡量的話，最終將會邊緣化。

後來軍事院校取消獨立招生制度，與其他學校共同參與聯招，此種作法自己相當認同。我認為讓學生在公開競爭制度中，才能清楚明白本身的程度和缺點，這對學生本身是好事。假如永遠待在保護傘政策底下，即使培養出來的學生程度再好，訓練的醫生技術再佳，也難以獲得他人的認同。

我退役後，曾有國防部的人來電諮詢關於國防醫學院院長改為文職一事的意見。當時此事甚多人反對，但自己持贊成態度，理由是即使院長並非出身於國防醫學院亦無妨，只要能率領國防醫學院往更好、更良善的方向邁進，院長人選不應加以限制。

爭取醫學院參加TMAC的影響好壞，留給後人去評判，但自己並不後悔做此決定。賴其萬教授後來和我成為相當要好的忘年之交，我邀他到國防醫學院和市立聯合醫院演講，他總會開玩笑說當年TMAC的評鑑是人人避之唯恐不及之事，卻有張某人竟然願意自投羅網，所以想來認識此人一番。

十、略談中華民國泌尿科醫學會

中華民國泌尿科醫學會成立於1978年，首任理事長是臺大謝有福教授。臺大泌尿科在日據和光復初期稱為皮膚泌尿科（簡稱皮泌科），所以後來臺大的泌尿科是從皮膚科分出，而非外科。

1962年臺大醫學院泌尿科及皮膚科正式分別成立，由謝有福教授擔任第一任泌尿科主任，陳登科教授擔任第一任皮膚科主任。

　　當時國防體系有馬正平、鄭不非、呂曄彬、曹夢蘭等幾位醫師參與泌尿科醫學會。泌尿科醫學會草創之時，規章內容訂立相當模糊，理事長任期2年，但未規定擔任的屆期限制。因此謝教授連任至第4屆理事長，前後任期長達8年之久，後來因腎臟癌於臺大開刀病逝，遂終止任期。

　　後來學會的各會員認為理事長的任期應該有明確的規定較妥，經討論修改後，章程上的條文雖表示可連選得連任一次，但會員們彼此都有默契，每人擔任理事長的屆期為一任2年，不會再尋求連任，自此成為定制。

　　另外，還有一項重要規定，出任過理事長者，便不再於學會中擔任理事、常務理事、監事等職務，如此便可加速成員的新陳代謝，因為責任和權力應是共同分享和承擔。謝教授過世後由馬正平接替理事長，開始實施新任期制，我便於當時擔任學會的秘書長。

十一、關於卡介苗治療膀胱癌的故事

　　利用卡介苗治療膀胱癌，乃是從加拿大的Dr. Morales醫生於1976年發表的首篇研究報告而始，國外之後便開始出現各種菌株。當時臺灣還設有省衛生處，下並轄有預防醫學研究所。因當時國際的卡介苗菌液種類繁雜且效力各異，國防醫學院有興趣瞭解國內使用的種類為何，便與預防醫學研究所的人員合作，運用私人經費進行對臺灣菌株的研究，結果發現臺灣使用的菌株是Tokyo-172。後來該事延續於三總進行，由于大雄與我投入相當多年的試驗，是國內唯一從事該領域的相關研究。後來省衛生處及預防醫學研究所皆遭裁撤，三總雖已完成各種試驗，亦有研究文章發表，奈何國內的用量市場狹小，導致無廠商有意願投資開發產品，所以現在使用的皆是進口的菌株，臺灣已停止研發。

十二、國防醫學院與國防大學

國防大學於2000年5月設立，初創時因師資與院、系、所數量皆明顯不足，故亟需將國防醫學院納入其中以充實條件，才能符合教育部的要求標準。但國防醫學院為專門學校，與國防大學綜合性質的體制宗旨並不搭調。

同年10月，國防大學邀請美國國防大學兩位副校長前來演講，當時夏瀛洲校長要求各學院院長皆須來聽演講。演講結束後我向主講人提問為何美國軍方的醫學院並未納入國防大學體系當中，對於臺灣的國防醫學院納入國防大學體系有何看法？主講人表示國情不同，臺灣有特殊的環境背景。我當時提此問題的用意，主要是希望上司和同仁能正視國防醫學院編入於國防大學體制內存在的種種不合宜問題。會後夏校長找我去談話，表示把國防醫學院納入國防大學乃出於不得已。後來夏校長也不再硬性規定各學院院長必須出席演講活動，按自由意願彈性參加。

國防醫學院於2006年元月，院校調整之際獨立分出，再度回歸國防部軍醫局管轄。

十三、醫學院當下面臨的困境

對學校的期望，大家的想法都相去不遠，倒是對未來的擔憂是比較值得提出來談。目前最令人感到憂心忡忡的狀況是，國防部因各種精進方案致使規模日漸縮小，國防醫學院所能獲得的資源相對降低，培育人才的品質是否能繼續維持於水準之上不無疑問。

1972年我自學校畢業時，國軍仍號稱擁有編制50餘萬官兵的部隊，但時至今日，長期裁軍的結果約僅剩20萬人左右。在軍事人員急遽縮減的情境下，政府必定會考量國防部是否仍有繼續保留醫學院的必要性。軍方的醫學人才是透過其他機構培訓較優，還是經由自己本身系統的養成較

佳？此乃政府考量的問題點所在。

　　從國家立場上來觀察此問題，我無法判斷何者是對是錯，僅舉兩個極相異的例子做參考。第一，在1949年之前，培育軍醫的單位不少，後來統併於上海江灣成立國防醫學院至今，可說國家所需要之軍醫皆為自身系統培養而成，無論是臨床或行政方面的人員。第二，美國是完全相反的狀況。美國軍方原本沒有醫學院，只有衛勤學校，故其龐大的軍醫來源全部利用獎學金補助或合作的方式，委託民間機構代訓，而後投入軍方服務。大約於30幾年前，開始在Washington, D. C.設立培育軍醫人才的大學，雖然無法滿足各軍種對醫護人員的大量需求，但已開始由本身來進行部分教育訓練的工作，並仍然繼續搭配沿用過去委託民間機構培訓。我國與美國的國情當然不同，所以彼此使用的辦法並無優劣之區分，但是可作為兩種比較的模式。

　　另外，教育部提出5年500億邁向頂尖大學的計畫案，但國防醫學院卻無法申請，缺乏資金的有力挹注，對學校的整個發展相當不利，此亦為嚴重的問題。

　　再者，國軍預定在2014年之後改為募兵制，整個軍事結構將有重大調整，軍醫與部隊醫療此環節如何去因應轉變的衝擊、國防醫學院培養學生的明確目標為何，都是需要仔細慎重考慮的要事。如果國防醫學院的畢業學生太多服務於基層單位，將來招生是否還有質量充足與優良的青年學子願意報考，必定會產生人力來源短缺的麻煩。

十四、對學校未來發展方針的建言

　　2004年我自軍職退伍後，留醫學院任全職教授2年，離開後到康寧醫院服務2年，最近3年在市立聯合醫院。這段期間自己有些奇想，雖不見得能獲得執政者的同意而落實，但還是值得提出作為參考。臺灣目前遇到

的醫療問題在於面臨人口急速老化的社會，老齡人口比例增加之勢驟升，因此政府計畫推出如長期照護等辦法來應付。但根據自己出席會議得到的訊息，發現政府手裡完全沒有籌碼能夠運用，如人才來源需從現有市場尋覓、政府可掌控的單位日漸稀少，所以很難順利推行諸如此類的方案。

在高齡化社會的沈重壓力下，政府若仍被迫陷於醫療利益糾葛方式下推動長期照護的實施，這其實是非常危險的策略。明智的作法應是政府至少仍須保有部分基本資源的供應，才不致於完全受制於自由市場的利益考量。我覺得國防醫學院是否有可能透過此機會轉型，變成國家培育公家機關所需的醫學、治療、照護等人才的學校，而非僅限於國防部單位，是條可以嘗試開拓的道路。國防醫學院很適合扮演提供各種醫護人才輸出的角色，政府提供多少資源，學校便可培育相對應的人員，分派至各單位服務，使政府能握有基本的政策掌控權，而非凡事皆以市場思維為導向。

學校轉型是我懷抱已久的夢想，期許這擁有百年歷史的老店，能從適應國家需要的角度著眼，發揮自身優秀的傳統與長處，進行改造工作，奠定未來長遠發展的基礎。

十五、對在校生的教育建議

學生在學校接受軍事管理教育，優點相當多，但我提出兩項需要改進的缺點。第一、醫學院學生較缺乏專業以外的常識，第二、學生的學習態度比較被動，不太積極主動。

學校對學生授予醫學範圍之外的學問，或說是生活一般常識的課程比較缺乏，導致學生離開校園後，因長期處於封閉教育環境的緣故，無法順利融入外在的社會環境。其實，就學時若能提供多元的教育和訓練，便可培養學生從更寬廣的角度審視自身遇到的問題，全方位的全人教育，可讓他們從不同觀點的切入方式來思考醫學領域。

學生不大主動的問題，有部分與軍事院校的教育體制密切相關。因學生畢業後下部隊或分發醫院服務，未來之路多是早已鋪好，讓他們缺乏與外面相同領域人士互相較勁的意識，不會產生積極主動與他人競爭、平起平坐的觀念。不過，如果自覺到此問題而有改變態度的想法、持續充實並不斷檢討自我、常與他人良性競爭與交往接觸，會有很大機會發展出平衡的人格，且在待人處世方面也較能進退合宜，不至於時常動靜失當。

十六、院史重要人士

我覺得臺大醫學院畢業、長期服務於國防醫學院的施純仁教授，是學院發展過程中的重要前輩之一。他現年已經90歲，在臺大百年院慶外科史有其撰寫之相關文字記錄，我們也應該於院史中為其留下相關記載。

學院發展過程裡相關的重要人員，如張先林（外科）、盧光舜（胸腔科）、鄧述微（骨科）、丁農、俞瑞璋、王學仕（麻醉科）、蔣旭東、陳尚球、彭達謀等人的事蹟，若有辦法，盡可能向其學生輩蒐集有關資料。

陳宏一代院長口述訪談

時　　間：2012年3月9日（五）9：00-11：30
地　　點：三軍總醫院地下街星巴克（Starbucks）
口述人：陳宏一
訪談人：郭世清、林廷叡

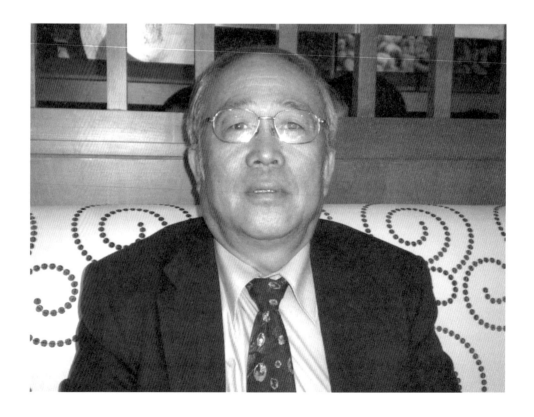

一、家庭背景

出生於臺南新營，幼年時期在鄉下的烏樹林糖廠長大，祖父母和父母都在糖廠工作。當時所接受的教育不強調自主性，所以大人講什麼，小孩就聽什麼，沒有太多其他的意見。

年紀小的時候，常聽長輩說當醫生有前途，風險又不大，雖然不一定是高收入的工作，但絕對是穩定的職業。因為深受祖母和父親的影響，便萌生學醫的念頭。小學在糖廠所屬的樹人國小就讀，初中念糖業公司所屬的私立南光中學，當時升學率相當低。高中幸運考上臺南一中，外宿於東門城附近，城市裡的感覺和鄉下非常不同，覺得大開眼界。

二、報考國防醫學院

高三時積極準備準備考大學，恰巧學校教官向同學介紹軍事院校的招生考試，不少同學結伴一起去報名，我也隨同參加。當時國防醫學院在社會上具備優良的名聲，據聞授課醫師和教授的臨床經驗豐富，對學生的訓練嚴謹且扎實，因此便決定報考。

入學考試錄取後，先到臺北水源地校區待命2個星期，這段在校的時間很輕鬆自由，生活無拘無束。不久前往臺中坪林營區（三中心），接受新生入伍訓練。當在連集合場剃髮成光頭的那一刻，整個眼淚撲簌的滴下來，淚流滿面。當時真正感受到軍事生活與平常日子非常不一樣，整個人受到極為強烈的震撼。

三、校園生活

在校就讀期間由於軍事化管理必須循規蹈矩，只求自己把書讀好。平

常生活作息皆依照學校規定的步伐進行，如早晚點名、內務整理等。因為前一期學長被當掉留級的人數，約占該班的四分之一，所以本期同學們對課業的態度，尤其是各種成績的高低，都呈現緊張的狀態。還好，自己覺得安慰和慶幸的是，至少每科成績都在及格的標準之上，未曾有過補考的經驗。我在學校的學業成績僅能算是中等，並不特別出色。畢業前的實習，選擇到比較開放的榮民總醫院去見識。

四、部隊服務的日子

　　1973年7月畢業，對未來的前途感覺很懵懂，而且對下部隊這件事沒什麼概念。畢業假後回校舉行抽籤，結果抽中陸軍34師，駐地位置在大直忠烈祠附近。部隊報到後，被分派到衛生連擔任排長，官階中尉，同時並支援醫務所。曾任衛生署署長的詹啓賢，當時在此單位擔任衛生士官，與我略有業務上的往來。部隊裡的休假時間很少，而且常常遇到裝備保養、裝備檢查、戰備等各種狀況，無法任意請假外出，只能在營區內望著外面咫尺之遙的17路公車往來，後來才漸漸習慣如此的生活型態。

　　1974年遇到部隊須移防至金門，接到命令南下嘉義候船，當年恰巧碰上陸軍總司令于豪章上將直升機墜毀的意外事件。前往金門的旅途中，海面風浪極大，在船上因搖晃暈眩十分厲害，導致嚴重的嘔吐。抵達金門南雄後，大部分時間為單位官兵看病，多數為皮肉外傷、感冒之類的問題。1975年蔣中正總統過世時，因為管制休假的緣故，便有很長的一段時間，都未能放假回家探視親人。當時軍醫官的生涯歷程，多半是下部隊2年，野戰醫院1年，四級醫院1年，才回到總醫院從住院醫師訓練開始，然後再接受訓練4年。

　　服務部隊2年後，調往陸軍853野戰醫院擔任軍醫官，該醫院的位置就在新營附近而已，回家非常方便。可惜為期僅數個月，醫院便奉命移防

至苗栗，未久又再度移防金門料羅。

服務野戰醫院完畢後，1977年初我被調至屬於四級醫院之陸軍805總醫院臺東分院，之後再調往臺南陸軍804總醫院。

在臺東分院工作期間，學習非常多的醫療知識和技術。當時有4個同學，2位負責內科，另2位處理外科項目。當時臺東分院沒有主治醫師，只有像我們這種剛從部隊回來的醫官。主治醫師是由花蓮805總院派來，1個禮拜僅來1天，如果醫院沒有開刀需求的病人，巡視後便當天返回花蓮。早期的臺東地區，並無設立大型醫院，如遇有重大傷疾的病患，頂多只能送到省立臺東醫院而已。當時有位學長的專長是婦產科，剛剛退伍在臺東街上開業，臺東分院有產婦需要手術時則會請他回來幫忙。有一次他來醫院為產婦開刀時，我便跟在其身旁見習，雖然就那麼唯獨一次的經驗，但比起以前實習時僅能站在旁邊觀看，該次卻讓我真正獲得到實際動刀的寶貴歷練，因此真正瞭解並體驗如何進行手術。

在臺東分院服務期間，有件印象深刻的事值得一提。該年7月的某天夜裡，我幫一位從臺南同鄉移居臺東的黃姓人士的媳婦剖腹接生早產兒。該產婦提早發生產痛，外面民間的婦產科醫師檢查胎位是不正常的橫位，不敢接生，所以產婦捧著大肚子趕來掛急診。由於肚裡的胎兒是長子，因此黃先生心情異常焦急，還馬上要送我紅包儘速協助處理，但我堅決不肯收受。經過初步檢查診斷後，我覺得不快點開刀不行，於是馬上進行手術。開刀完成，順利接出胎兒，但體重僅1.9公斤，相當瘦小。由於醫院內無保溫箱設備，遂趕緊與其家人送往聖母產院（今聖母醫院）接受後續的照護。經過該院修女細心呵護3個月之後，嬰兒得以存活健在，我感到很欣慰，也深覺此事非常具有意義。後來這個小孩成了我的義子，幾年前我也很高興到臺東參加了他的婚宴。

1977年10月間，調任臺南陸軍804總醫院，一待就到1987年。初到時要選填志願，原本想要選擇婦產科，但因為人數太多呈現爆滿狀態，院長

於是建議先選填外科，以後有機會再轉，由是遂選擇外科。當時的住院醫師訓練很廣泛，分別陸續到各個外科專科接受訓練洗禮，因此幾年後，不論一般外科、腦外傷、骨折或椎間盤突出等手術皆可順利接手。

當年根據陸軍軍醫署的規定，每一總醫院都需輪流負責外島地區的醫療支援，所以人力非常吃緊。因為軍醫有服役10年的期限，在升上總醫師2年後大概就達到退伍時間，許多學長便選擇退役到外面去自行開業。

當時有條不成文的規定，即在10年服役的期限內，需要至外島支援二次，每次3個月，但1年內不得連續出去二次。我先後於1979年第一次支援外島馬祖西莒，1980年第二次綠島支援，因此知道不少被監禁在當地獄中的政治犯，如施明德、王幸男，還有四海幫老大等人。

五、萌生出國進修的念頭

1980年支援綠島的3個月期間，我帶了些書籍去閱讀，因而逐漸萌生出國進修的想法，興起到外面世界看看的意念，這是我人生旅途出現重大變化的一個轉折點。因我之前曾到榮總進修數個月有關攝護腺的醫療知識，在綠島服務期間，閒暇閱讀一本原文書 "Operative Urology"，作者是英國倫敦大學的Prof. John Peter Blandy。自己不知為何突發奇想，竟主動寫信跟作者聯繫，表示對他的著作內容極有興趣，詢問能否有機會前往英國參訪和學習。不久便接獲Blandy本人的回信，他表示歡迎我前往其任職的泌尿科研究所研習，並參加各種活動，我為此雀躍不已。

結束綠島的支援服務後，回臺便向當時804總醫院尹在信院長報告想出國進修一事。尹院長欣然同意，便上呈陸軍軍醫署，最後再到國防部軍醫局。當時我親自向潘樹人局長報告此事，並說明待英國進修後，會再前往德國參訪幾個月，潘局長對行程規劃表示允許，並肯定我的上進心。我還記得日後到德國時，沈國樑院長正在當地攻讀博士學位。

在英國倫敦大學進修期間，吸收豐富的專業知識，當地課程都是經過精心設計，上午授完理論課程，下午便進行已安排好的病人實際進行手術講解。

六、返國後的際遇

1983年從英國回到臺灣後，因前面的學長們多數都已退役了，我便被升任為主任，以少校官階占上校缺。我驚覺人才斷層的情形過度嚴重，便開始培養醫學系71期的范保羅。范保羅在各級醫院的歷練不少，於是我鼓勵他到國外進修，但他苦於經濟狀況的困窘而遲遲無法成行，因為出國雖能留職留薪，但無獎勵金（福利金）。我當時想了個方法來解決，但若用在今日，恐怕是不被允許的辦法。我邀集科裡的幾位主治醫師，對他們說明范保羅醫師出國進修，是為我們大家而去，希望科裡每個月能撥出點福利金彌補他的生活，讓他得以順利完成旅途。後來范保羅終於得以出國1年，至少累積些特殊的資歷。

由於當時出國需要延長四倍的服役時間，因此我便持續待在臺南804總醫院。臺南地區早期沒有奇美醫院，而成大醫院也尚未設立，許多的病患都僅能送到804，所以醫師每天從早忙到晚並不特別，我因此遇過不少罕見的奇怪病例，也累積了許多寶貴的經驗。

我從英國回來後，弟弟陳宏宇也大學畢業從軍中退伍，在工地任職。我們兩個剛好難得有機會，在臺南老家碰面聚首，我便鼓勵他出國讀書。起初他沒什麼反應，相隔未久，大概自己覺得該出去瞧瞧世界，便向父親商量想去英國念書，於是得到父親經濟上的資助。我也介紹英國認識的朋友協助他，先學習英文並在圖書館蒐集有關地質工程方面的學校資訊，不久就如願申請到了學校，並找到指導教授。他從1984年入學，由於自身努力，到1987年畢業很快獲得博士學位，現任臺灣大學地質研究所教授。

　　記得在804總醫院擔任外科主任兼民診處主任的某一年，軍醫局要三軍總醫院派員到804總醫院進行輔導，組成的人員有民診處譚開元主任、外科部沈國樑主任。他們一行人根據總營業的營利百分比來檢視，804總醫院雖然人少規模小，但營業績效（營利百分比）卻比三總還要高，所以沈國樑便對譚開元說804總醫院的業務處理得比三總好，我們哪裡是來輔導呢，應該要學習他們如何控制成本才對，那時全院上下莫不引以為榮。

七、再度出國念書

　　1986年陸軍804總醫院奉上級的指示，必須從臺南搬到桃園，臺南市長和醫院院長都持反對態度，不願意搬遷，但命令如此，也無法違抗。當年我已做好準備退伍的打算，並於臺南買妥房屋等待開業。但當時的林克炤院長希望我留下不要退伍，我告訴他因與家人商量，希望能回家鄉去開業。他便邀約我父親和岳父一起聚餐，共同談論此事，最後終於把他們說動了。父親與岳父對我說，若要繼續待在軍中發展，就應該出國攻讀學位，紮穩基礎。

　　對此建議，我便根據4年前到倫敦大學進修的經驗，運用當時從英國帶回的各醫學院校資料，開始尋覓適合的科系和學校。經過慎重且仔細的篩選之後，決定申請4所學校報讀博士班，分別為倫敦大學（University of London）臨床醫學類、曼徹斯特大學（University of Manchester）細菌學研究類、劍橋大學（University of Cambridge）癌症研究類、牛津大學（University of Oxford）神經藥理研究類。

　　曼徹斯特大學首先回信告知，需先前去該校擔任技術檢驗員1年，才能攻讀學位。其次，劍橋大學回信表示要我從事男性睪丸的癌症問題研究，自己感覺此研究範圍相當窄，將來的出路會很狹隘，侷限性一定很高，但還是請尹在信院長幫忙寫推薦函。至於牛津大學則很晚才回信，那

時我已先答應劍橋大學方面的入學通知。我於是再趕緊去電聯絡當時接近念書尾聲、在倫敦大學準備畢業的弟弟，請他協尋同學朋友及其老師幫忙瞭解劍橋和牛津這兩所學校寄來的信件，哪封寫的內容比較適合我，據以提供意見。最後，改變主意選擇到牛津大學，也跟3年未見面的弟弟短暫相聚一段時日。

牛津大學的組織架構與一般大學不同，他的大學校本部下轄設有40多所學院（College or Hall），每一學院有其自己的院長，除了學術上的系所外，有其自己的行政、會計、圖書館、教職員與學生宿舍、運動場等可自主運用的房地資產，而各學術的系所（Department）則屬於大學本身。依據大學規定學生的入學，需經學術的系所同意外，另需經學院同意，過程才算完成。牛津大學封建思想較濃，所有學院師生分三等級，大學部學生屬於JCR（Junior Common Room），研究生屬於MCR（Middle Common Room），教職員則是SCR（Senior Common Room），我是研究生當然屬於MCR。我跟隨的指導教授是Dr. A. F. Brading女士，學院便選擇和老師一樣，同在Lady Margaret Hall（LMH）。隨後，即分配宿舍和新生訓練，報到說明會結束後，便前往研究室拜見Brading教授，見面才知曉她是患過小兒麻痺行動不便的身障女性老師。她招收了世界各國的學生，到牛津去進行下泌尿道研究實驗，頗負國際知名度。

求學期間較為辛苦，每天都一大清早就到實驗室，工作到深夜才回宿舍休息，生活雖忙碌又辛苦，但每晚自實驗室出來後蠻有收穫豐碩和自得其樂的感覺。所以我從1987年待到1990年，概約2年9個月的時間，便取得博士學位。

八、學成歸國後的經歷

1990年回臺灣後，804總醫院已搬到桃園，正好副院長出缺，遂被調

任副院長，期間的首要任務，即於龍潭地區建置新醫院院址。

1993年陸軍總司令李禎林上將，徵詢802、803總醫院的副院長，是否有意願調往花蓮擔任院長，但兩人都不願意前往，最後詢問我的意見。我想到當時的副總司令丁之發將軍對我說過「軍人到哪裡都一樣是為國服務，長官叫我到哪裡，我就去哪裡」，因此該年8月便被調往805總醫院擔任院長。

1996年國軍準備實施精實案，在國防部開始實施合署辦公，因我擔任805院長，花蓮屬偏遠地區，學經歷完整符合要求，結果因緣際會由陸軍調至松山空軍總醫院擔任院長。如此奇特的際遇，大概可算是空前絕後了。1998年元月晉升少將，醫院任職期間，印象比較深刻的事情有兩件，第一是精實案的施行，貫徹命令的結果，裁撤了不少人員；第二是碰上金門駐軍發生的爆炸案，後送6個國軍燒傷病患被轉送到院來緊急治療，每日協調其他醫學中心專家前來協助會診，最後幸好全部都救活。

1998年10月因精實案，被調到軍醫局醫療保健處擔任處長，1999年8月調任三總副院長兼執行官，因曾具有參與804總醫院由臺南搬遷至桃園的經驗，於2000年底負責幫忙將院區由汀州路原址搬遷至內湖新址。經過1年半之後，2001年2月升任三總院長，2002年9月開始代理國防醫學院院長。代理院長期間，於2003年4月遇到SARS疫病的爆發，處理此事的印象深刻，意義非凡，值得詳述。

九、處理SARS風暴

2003年4月24日和平醫院封院，舉國譁然，軍醫體系的首長立刻被上級緊急召集研議對策。25日晚上，國防部掌管軍政的林中斌副部長立刻把我和張局長找去，透漏外面消息希望三總成為專責醫院。張局長和我都反對，林副部長便要我們提出方案來應對。我提出以松山空軍醫院為專責

醫院的構想，因我在該院當過院長，所以對彼之情況相當明瞭。隨後行政院游錫堃院長召集各醫學中心主要負責人，舉行跨部會會議，各部會局次長外、三總及臺大感染科主任張峰義、張上淳、環保署長郝龍斌、黃芳彥等人亦皆出席。我在會議上表示，SARS是嚴重的災難，國軍不可置身事外，建議由松山空軍醫院擔任專責醫院，若有嚴重插管病患則後送三軍總醫院。其他醫界大老聽到此意見皆表贊同，游院長遂鬆了一口氣，便指示交由軍方統籌處理此事，並要我們移駕到旁邊房間開籌備事宜。

於是我們一群人馬上到隔壁房間舉行籌備會議。我表明需各醫學中心能夠互相配合的希望，因只靠軍醫的力量來應付此災難是不夠的。我提出幾點要求，第一、各醫院需派6位護士和1位住院醫師來松山醫院支援；第二、各院急診室對口單位是松山醫院的急診室，若有發燒症狀的病人需轉送過來，需由各院急診室先行篩檢，確定後再轉送過來；第三、所有醫護人員需要的防疫物資與設備，宜由衛生署完全負責提供；第四、松山醫院沒有足夠宿舍，因此前來支援的人員必須各自返家休息；第五、支援人員的薪水、加班費請由各醫院負責；第六、護理人員的調班應由松山醫院統一指揮。

隔天26日中午，全部的人員都到松山醫院集合完畢，我遂舉行防疫工作說明會，向前來協助的醫師和護士們講解重要事項，如松山醫院的平面圖、醫療的動線規劃及防護衣如何穿脫等。會後隨即開始著手隔離措施動工安裝，約7、8點便完成各項動線、清潔、消毒，準備可以將病患移入，工作效率令當場的前衛生署副署長黃富源及黃芳彥顧問及幾位醫學中心院長們佩服。晚間9點多回到三總後，又接到總統府的電話，馬上又趕過去開緊急會議，直到半夜12點多才結束。當時的感想是，國家遭遇重大災難時，國軍責無旁貸，軍隊是總統最後的籌碼。

隔日，決定先救援和平醫院的病患與醫護人員，並緊急轉送至松山醫院。隨後因發燒人數持續增多，於是擴大松山醫院病床數，前衛生署李明

亮署長亦被徵召回來當總指揮，並成立多處篩檢站。當時在三總院內也發生好幾件同仁疑似感染SARS疫情及病人各種的情況，直到6月份時才逐漸穩定控制。當時多虧我的同學、國防醫學院副院長孟慶樑將軍處理很多工作，我才能好好面對如此棘手的問題。

2004年底接任軍醫局副局長，經過10個月後升任局長。任期約經過3年後，我決定在2008年提前1年退伍，交由范保羅接任。擔任局長任內，經常要接受立法委員的激烈質詢，對此辛苦的過程記憶深刻。

十、對在校生的勉勵

指引學生未來的發展方向，是每位學院教師份內非常重要的事情，讓他們瞭解畢業後的生涯如何規劃，比起在學校接受專精教育，相對而言影響更加深遠。由於軍醫身負特殊任務，本身要能明瞭自身的職責所在，平時不斷地充實和強化本職學能，但切莫好高騖遠。每個人的人生道路不盡相同，若能慢慢的一步一腳印前進，持續不懈努力，認真且扎實學習，妥善長遠準備而勿短視近利，將來哪天遇到機會來臨時，自然能發揮長才，不必感嘆一時的懷才不遇。

王先震院長口述訪談

時　　間：2012年2月20日（一）9：00-11：00
地　　點：臺北市立萬芳醫院
口述人：王先震
訪談人：郭世清、林廷叡

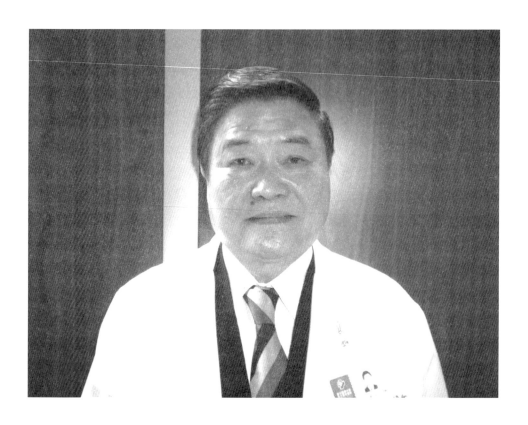

一、個人背景

1948年於南京出生，尚未周歲，在襁褓中遂隨父母來到臺灣。父親為高階警官，因職務調動緣故，經常搬家。起初住臺北，曾搬到過嘉義、宜蘭、南投、高雄、屏東等地，後來又搬回臺北，所以我小時候沒什麼機會交到朋友。從屏東中學初中插班考大同中學初中，畢業考取建國中學。1966年建中畢業後，考入國防醫學院醫科66期。

二、選擇國防醫學院就讀

起初並沒有學醫的動機，而是對化學比較有興趣，大學聯考成績已分發一般大學化學系。不過，父母親希望我能念醫學，而且當時國防醫學院的名聲非常好，為此我便選擇國防醫學院就讀。報到以後慢慢發現，人的志願會隨著時空的轉換及學習的深入與興趣的培養，而漸漸改變。

三、學院生活

在學校的前幾年就是不斷苦讀，當時晚上10點一定熄燈，圖書館沒開那麼晚，也沒有什麼其他的場所可供閱讀，於是全班同學都搬小板凳到走廊念書。大概晚點名後還得繼續看書到11、12點才會上床就寢。因為那年代的學制時限為6年，但必須把現在7年的東西全部學畢，所以書根本念不完，大夥都覺得壓力沈重。張聖原就住在隔壁寢室，都是過著同樣辛苦的日子。

我上課還算相當用功，極少蹺課，幾乎都坐在教室的前排位置聽講，認真寫筆記，因此常被同學借閱傳抄，但也因此屢次導致筆記遺失的狀況。

依照當時學制下的學習方式，乃是先由生物著手，然後拓展到各領域，如有機化學、生物化學、比較解剖、生理學、組織學、病理學、藥理學、實驗診斷學、物理診斷學等，然後往臨床醫學內科學、外科學深入探究。醫學的訓練理路，具有其自成一格的邏輯性。

往昔學校社團未如現今的多元化，社團管理亦嚴格，因為自己喜愛唱歌的興趣使然，遂參加合唱團，也因此有緣認識內人丘紀屏。她是護理系21期，在校成績總是名列前茅，待人處事各方面皆極有教養。我們兩人1972年同時畢業，至今已滿40年。我們1975年結婚，育有2子，啓元西雅圖華盛頓大學（UW）機械工程碩士，目前為資深電腦工程師，娶趙佳琪為妻，育孫女后璇；次子啓賢本校醫科所博士，北卡大學（UNC）基因工程博士後進修中，老母高壽在堂，全家和樂。我畢業時獲授予醫學士及中尉軍醫官。

四、畢業後服務部隊

我畢業時成績第10名，按照順序分發至馬祖防衛部野戰醫院，擔任外科醫官。3個月後部隊換防，派北部軍團野戰醫院，從外科改任婦產科軍醫官。記得學校實習時，遇到幾位學富五車的師長，像陳福民、黃松雄等老師。他們要求學生把整本婦產科重要教科書的內容全部記下，大家因此拚命背誦，唯恐成績不理想。如今回想起來，在實習階段所接受的嚴格要求，讓自己能在野戰醫院裡獨當一面，是非常寶貴的歷練。當時訓練制度原本的慣例是先派往野戰部隊，磨練些時日再調配野戰醫院。但我們幾位同學比較不同，先是分發至野戰醫院1年，後才到野戰部隊，因此覺得日子越過越苦。與張聖原分配到同一個步兵師。在野戰部隊期間，我擔任排長和副連長，努力致力於份內工作，1974年當選全國優良軍醫。爾後於1998年於三總教學副院長任內再度當選，1999年國防部表揚為優良

教官楷模，2007年獲選全國醫師公會聯合會醫師醫療奉獻獎殊榮。在部隊服務期間，聖原、我與張鎰基同學到大學圖書公司，找了兩本書 *"The surgical and medical emergency"* 及 *"Pre and post operative care"*，晚上部隊晚點名後開始翻譯，半年後完稿付印出版，珍惜光陰並自我成長。

五、三軍總醫院的歷練

在那個時代想從野戰部隊回到三軍總醫院，是十分艱困的事。基層服務滿3年後，三總捎來消息說沒有外科醫師的缺額，我和聖原都沮喪不已，因為我們兩個皆想進入外科，結果最後便選填婦產科為志願。不久，部隊移防外島，我們行李都已經前運先行，臨時突然接獲通知說三總外科有兩個缺額。我遂趕緊與聖原商量，如果欲回三總便需簽訂長期留營契約。後來二人均決定簽約回三總外科，但得為此延長服役20年，當年全國就只有我與聖原簽約回去，於1975年9月回三總報到。過2個月後，張子明亦從海軍單位回到三總，因此三總外科便有3位同班同學。張子明教授退役後，於臺中沙鹿童綜合醫院擔任副院長，成效績優，是著名的消化道生理學外科專家。

在擔任住院醫師初期，吳世民學長（M63）為較資深住院醫師，他雖然不是很頂尖有名氣，但為人善良，願意照顧並訓練學弟。當時我們每3天才能返家一次，而他每天晚上總是要訓練我們至9點多才准離開，我們都叫他吳媽媽，回到家都已經10點，隔天早上5點又得趕赴病房換藥查房，相當勞累。但也因為接受過如此嚴格的磨練，見識了吳醫師對病人的耐心和細心照顧，所以截至目前為止，仍然對他印象鮮明，受其影響和啟發深遠，讓我們也養成良好的習慣去照顧病患。吳學長後來退伍，於宜蘭設立外科醫院，經營得體，十分成功。雖然前幾年已經過世，但他依舊是我心目中優秀的榜樣。他的公子吳欣恆醫師，高醫畢業，在北榮完成整形

外科訓練，2005年我軍職退役後，受聘臺北醫大教授並在萬芳醫院整形外科執業，欣恆成為我的同事。

　　三總原本的慣例是住院醫師滿4年後擔任總醫師，在擔任總醫師期間才可以選科。文忠傑教授擔任外科主任時期，認為前4年應到各科去學習不同的知識和技術，以累積跨專業領域的技能；接任的外科主任施純仁教授則認為，早些進入次專科訓練較好，所以建議住院醫師滿2年後就可以開始選科（施主任也於擔任中華民國外科醫學會理事長期間，全力推展外科次專科訓練計畫，並在擔任衛生署長時完成全國次專科訓練制度與規範）。因此我們經歷2年住院醫師的洗禮後，便要面臨分科的抉擇。當時幾個同學討論怎麼分配科別，我個性隨和，與人為善，便讓其他人優先選擇，結果整形外科無人填志願，自己便選取此科。當時的整形外科非常冷門，而且處理的是遭受燒傷、創傷等傷患的重建手術，十分勞苦。在整形外科接受許多老師的教導，我很懷念章國崧主任（M46），章主任對我的學識和人格教育上，都給予極為深遠的影響，而他本身謙和與高道德的自我要求，也令人欽佩，是位值得作為終身學習標竿的好師長。章主任於2011年因病逝世，他一生的德行為後輩立下良好的典範。

　　整形外科的前後期住院醫師，固定於每年6月30日交班，而在我第2年住院醫師期滿，選擇到整形外科報到的當天晚上，立即遇到9個遭爆炸受傷病患送來三總的緊急狀況。因為我剛到科裡，技術和學識都生疏不已，還好有前輩學長的細心指導，也盡力投入搶救這批傷患，可惜都是嚴重的100%灼傷，無力回天。僅搶救回2、3位的性命，歷經此事的深刻體悟，覺得改建三總燒傷中心的必要性。在臺灣的醫療機構，長久以來針對燒燙傷的病人一直都有治療措施，但真正重視燒傷治療及具備專門治療燒傷的場所，還是從國防醫學院最早開始。三總大概於1967至68年間在全國率先成立燒傷病房，雖然設備、人員沒有像現在的燒傷加護中心充足且優良，但早已開辦燒傷訓練班，開始有計畫的培養專門人才和團隊。

六、前往美國研修燒傷與整形外科學

　　在燒傷治療的過程裡，我逐漸培養出研究燒傷的興趣，到目前仍持續對年輕同事訴說燒傷治療，是整形與美容外科的基礎。我於1966年入學，於1982年對整形外科學和燒傷研究做了較完備的整理，第一篇發表的論文即與燒傷相關。隨後受朱炳炘院長愛護推薦，前往美國西雅圖華盛頓大學（University of Washington, Seattle）進修。西雅圖華盛頓大學醫學院在全美排名前茅，十分有名。其Harborview Medical Center之Trauma Center之整形與燒傷中心是西北6州區域的整形外科與燒傷治療的collecting center。我跟隨的燒傷治療指導老師是Heimbach教授，整形外科指導老師是主任Engrav教授，他們從燒傷的急救到傷口的感染控制與癒合，以及一般整形外科及顯微重建外科的知識與技巧，都鉅細靡遺的教導。

　　待在Harborview燒傷中心（因位於小山丘，面對西雅圖港而得名）努力學習約半年後，把燒傷及整形外科技術全盤瞭解與整理告一段落差，遂央求Heimbach教授介紹我到其他重要的燒傷和整形外科中心去觀摩和接受訓練。不久，他資助機票讓我前往，於是我首先選擇位於達拉斯（Dallas）德州大學系統（UT School SouthWestern）校區的醫學中心Parkland Memorial Hospital，當年約翰甘迺迪（John F. Kennedy, 1917-1963）總統遭受槍擊後即是送到此地緊急搶救。

　　著名的Parkland Hospital，有極富名聲的燒傷研究專家Dr. Baxter教授，他研究制定的燒傷治療輸液公式，乃命名為Parkland Formula 也叫Baxter formula。Dr. Baxter和工作夥伴Dr. Hunt教授都是世界知名學者，我到那裡訪問約2週，與他們認真討論輸液公式的優缺點和電傷的治療，受益良多。之後，我轉往美國治療燒傷的發源地，布魯克陸軍醫學中心Brook Army Medical Center（BAMC）繼續進修3週。

　　德克薩斯州（Texas）無高山，地底下蘊藏廣大石油田，所以大量石

油開採公司設立於此，因而工地容易發生祝融之禍，也頻繁造成工作人員程度輕重不等的燒燙傷意外。有鑑於此，石油開採公司的諸位老闆，遂傾全力支援在德州創辦燒燙傷治療中心，使得德州日漸發展出數目豐富的燒傷醫療機構，例如前述的Parkland及 BAMC和位於休士頓南邊小島格爾維斯敦（Galveston）的 Shriners Burns Institute，此爲德州最具聲名的3家燒傷中心。

屬於陸軍系統之BAMC，不僅提供燒傷病患的照護，亦負責美國南方地區及對外的燒傷醫療援助，例如蘇聯的西伯利亞（Siberia）發生嚴重的火車爆炸事故，請求美方給予協助，BAMC於3天內將所有必須的全部醫療器材和醫護人員，派遣大型運輸機C-140，經空中加油直飛西伯利亞救援，整套應變系統快速有效率。BAMC亦發展出自身對傷燒患者水份補充的治療方式Brook Formula，但因我停留的時間短暫，仍有部分的技能未能充分學習，相當可惜。返臺後的10年間，我先後又造訪了數次，也與美國陸軍外科研究院US Army Institute for Surgical Research（USAISR）的院長Dr. Basil Pruitt建立長期之師生友誼。Dr. Pruitt多次訪臺，並曾與李賢鎧院長在臺北共同主持國際燒傷研討會，有趣的是，BAMC與USAISR互不相屬，但 BAMC內之Burn Center歸屬USAISR。在BAMC的圖書館，訂有全世界關於燒傷研究的期刊，於是我在此地完成在Seattle UW所做實驗的研究論文，發表於SCI期刊，成爲後來升等副教授的主論文。

離開陸軍燒傷中心後，前往Shriners Burns Institute Galveston Branch是一間治療燒傷兒童的專門醫院。此醫院獨立運作而由University of Texas Medical Branch系統（UTMB）提供醫療資源，完全以治療病童爲主，位置坐落於Galveston市海邊，醫療過程的負擔完全免費。我去的時候，海軍魏華儀（M68）正在進修，後來做了海軍總醫院院長，與接續的熊震宇（M73）把海總燒傷醫療做得好生興旺。

之後，前往在波士頓的Shriners Burns Institute Boston Branch及哈

佛大學（Harvard University）麻省總醫院Massachusetts General Hospital（MGH），我認為哈佛大學麻省總醫院是學習燒傷和整形外科技術的極佳環境，所以我停留此地長達5個月之久參訪觀摩，與人造皮膚Integra 發明人John F. Burke教授（Johnson & Johnson Professor of Harvard University）討論傷口的治療及人造皮膚的製程。同時在MGH向整形外科主任Dr. James May教授學習顯微重建外科、手外科及美容外科的設計及技術，並完成另外一篇論文，忙得不可開交。隨後再回到西雅圖1個月，便整裝回臺。回國後剛好趕上軍醫人會，於會議中報告最新的燒傷資訊、醫療方法和趨勢，得到很大的重視和鼓舞。不久，Dr. Burke與 Dr. May都來三總與母校擔任客座教授，而我研究與發明的人造皮膚SAPD／SAHD，受到Dr. Pruitt與Dr. Burke的教導與啟發最大，兩位大師都曾是ABA與ISBI早期的總會長。

七、返國續回三總服務

我在美國觀摩整形外科與燒傷中心之行，收穫豐盛，返國後於1990年代初，開始規劃將原本的三總燒傷病房，希望未來在擴展內湖新院區時，能夠落實完全燒傷中心的設計。燒傷病房與燒傷中心的差異在於燒傷中心具有全職的社工師、營養師、治療師和完整的復健治療室，目前三總已具備世界頂尖設備，但因人力運用因素，欲能達到此項標準，尚有一小段距離。

我覺得目前三總在培養燒傷的醫療人員方面，一定要有整體團隊培養計畫，以求整體進步與提升，團隊長期互相密切配合，才能順利執行全方位的先進燒傷醫療。我曾組織過二次的燒傷參訪團至美國遊歷，成效比預期中還要好，整個團隊回來後能力更加強化，而且因為醫療觀念不斷推陳求新，他們也吸收豐富的新知識。

　　1985年擔任三總燒傷中心主任，同時成立皮膚銀行，1987年擔任整形外科主任，1988年，受相關的愛心人士之邀，成為中華民國兒童燒傷基金會董事。此基金會直到現今，在預防燒傷的宣傳事務上，投入了極大的心力，例如現在民眾耳熟能詳的沖、脫、泡、蓋、送五大燒傷急救步驟，就在當時開始推行。1992年，聯合各大醫院燒傷部門的主管及先進，成立中華民國燒傷醫學會，我被推選擔任創會理事長，遂整合相關的醫療資源，規劃為組織性單位，2年後並編修完成燒傷教科書，推行燒傷治癒工作至全國。然後，我也整合學會同仁，與兒童燒傷基金會共同前往美國、日本、法國、荷蘭及比利時等國參訪各個重要燒傷中心，並至世界諸國參加燒傷學會活動，發表論文並推廣我們本身的燒傷預防、治療理念。美國除了少數頂級醫療機構外，大都頗缺乏社會的支持力量，所以我國的兒童燒傷基金會是許多當地醫院欽羨的對象。中華民國美生會（Mason Brother）為兒童燒傷基金會主要發起人，與美國Shriners系統有層級夥伴關係，因此兒童燒傷基金會的理念得以發揚至國際間，這是十足令人高興的事，也因此大大的提升力了中華民國與母校的世界聲望。我1994年受Dr. Heimback提名，當選國際燒傷醫學總會（ISBI）副會長，而且進入〈燒傷〉（*BURNS*）雜誌擔任編輯約14年。雖然自己專注於燒傷治療的事務，但對於整形、重建和美容仍不斷保持關注，且持續努力執行手術。

　　我1998年當選中華民國整形外科醫學會理事長，2002年當選中國民國手外科醫學會理事長，也當選國際外科學院中華民國總會理事長，因身兼數個醫學會的工作，所以更努力於從事資源的整合。

　　1994年，我擔任三總外科部主任和國防醫學院外科學科主任。1997年升任醫學系主任，此職位的原來名稱是「醫務長」，前兩屆的主任是章國崧教授，後來將醫務長一職的名稱改為「教學副院長」，爾後皆由醫學系主任兼任。

　　我本來完全投注心力於臨床醫學和醫學研究，後來逐漸撥出部分時間，用以處理醫療與教學行政業務，因此逐步強化三總教學組（組長謝正源PH2）人員的素質和戰力。當時我覺得應該要把三總各醫療團隊，由7位資深的教授部主任組成核心小組，透過集體領導來達成共識與管理，如此，即使自己調職或退伍後，該小組依然會有成員接替我的位置，雖新舊交替，但仍得以傳承教學副院長室之經驗，熟悉過去並明瞭預劃與願景，讓三總的運作保持平穩及前瞻發展。擔任教學副院長期間，經教學團隊之努力彙整和編輯，出版了2大本內外科教科書，經多次增修發給學生學習，沿用至今，給編寫的老師很大的壓力。

八、任職軍醫局面臨的挑戰

　　1999年教學副院長任職期滿，因不可預期的事太多，原打算退伍，高層徵詢是否願意接任軍醫局醫療保健處處長職務。主要負責的任務是整體國軍的醫療與保健管理事務。我覺得是可以做事情的地方，於是同意接任，但我仍難以忘懷臨床醫學的工作。當時局長告知醫保處是扮演軍醫運轉火車頭角色，需充滿想法，致力於思考軍醫的未來動向和前途。擔任該職位後，的確深刻認識全軍醫療體系運作概念及其重要性。而當年9月1日才剛就職，21日便發生臺灣史上嚴重的921大地震，經向國防部申請C130運輸機，並通知三總張院長和桃園總醫院閻院長，召集醫療人員和備妥器材物資，率隊在最短時間內，迅速趕赴災區進行救援工作。當天下午4點多抵達臺中後，由該區域的裝甲部隊，以特殊裝備，強行通過道路及橋樑斷阻與不通的地帶，深入受害最嚴重的東勢災區搶救傷患。在救災過程中看到我軍醫同仁勇於赴任、高度專業素養及不辭勞苦的精神，使我印象深刻與感動。

　　在921震災援助過程中，軍醫的快速機動性、依據命令行動的服從

性、急救加護等特色皆發揮了極佳的作用。連續45天都參與國防部本部救災會議，針對醫療救災的進度、狀況進行匯報和討論，再向局長提報，直到衛生署規劃，由特定醫院認養一個鄉鎮來照顧居民衛生保健，軍醫系統才逐漸淡出，遺憾的是，軍醫動員的過程與成果，在衛生署公佈的紀錄裡，隻字未提，有意與無意中被忽視。

　　參與本次震災救援行動，心生許多感觸。覺得軍醫本身必須要警覺到一些重要的關鍵，有人常質疑軍醫存在的價值為何？如果我們具備的資質和特色，與民間醫院或醫學院校培養出來的醫生相同，值得宣揚的特色就不足，也無法肩負起軍醫應有的特殊使命。因此，學院發展的感染控制、急重症醫學、重災醫學、深海醫學及航空醫學等研究，即必須極具特色，大家可別忘了，軍醫系統最大的特色，就是機動性、後勤補充快速有效、高度軍陣專業性、最佳之團隊合作與高度忠誠，是任何民間醫療體系，無法相比的。此外，要大量培養軍陣專家，平時能投入臨床醫療，必要時能針對軍陣與重災問題，提出一言九鼎的見解，多培養出像吳怡昌（M78）這樣優秀的航空生理醫療人才。我初認識他時，他擔任岡院航空生理研究室主任，為美國杜克大學（Duke University）醫學中心生理博士，認真鑽研航空生理，成為全國頂尖專家，後來我與聖原聯繫商討，成功邀請他回學院擔任航太研究所所長。並歷練空軍組長、岡院院長、醫保處長等，現任桃園總醫院院長，是一位特質發展均衡與人格成熟的軍醫。

　　另外，再論及海空軍的醫療訓練措施情形。海軍方面，當軍艦出海執行任務中，發生需救護的緊急狀況，只有下列方式可以處置，第一是船上軍醫官能夠獨力而準確的完成急救處置；第二是派遣直升機將傷患接回陸地醫院，第三是艦艇開往最近的港口進行處理。因此，強化艦艇軍官二級急救醫療技能，是極重要的事情，於是向軍醫局建議，分配海軍的軍醫初官，於分發部隊服務前，統一在海總接受高級心臟救命術（ACLS）或高級創傷救命術（ATLS）的訓練，至今做得很好。

空軍方面，因飛安事故的關係，我曾隨從長官督考了8個基地，檢視各基地的軍醫作為、醫療裝備和設施，互相溝通並討論問題。看到戰機飛行員在跑道頭滑行待命起飛的剎那，向我們敬禮的一刻，想到他們即將要面對大G力的操練，身為軍醫官，一定要把他們的健康維護好。督考過程中，也討論是否降低官校入學的視力標準、視力1.2與2.0對敵機的辨識能力，施行角膜切割（LASIK）對慢速機飛行人員承受低G力的影響等，對這些與國際接軌的高端航空生理專業問題的探討，我要特別感謝吳怡昌主任和三總眼科張正中（M77）士仕的辛勤付出，他們兩位是優良的諮詢對象。張主任為美國伊利諾大學（University of Illinois UIC）眼科病理學博士，對光學的研究十分深入，現已退伍，在外開設眼科醫院。我擔任醫療保健處處長期間，我雖沒有申請回三總看診及手術，但這1年半裡，是我學習最多也最愉快的時光。

九、調任桃園總醫院

我於2001年調任桃園總醫院院長，桃總為北部重要的軍醫院，每月皆需召集區域內的軍醫同仁，進行討論重要衛生相關事宜。我到任後改善醫院設備，大力灌輸醫院管理的正確觀念，每3個月舉辦緊急醫療演習，以提高同仁的應變能力。未隔多久，發生某單位爆炸案，有傷患因股動脈斷裂，呈現嚴重缺血狀態。我電請三總心臟血管外科蔡建松主任（M82），趕緊派一組團隊前來協助。本來該傷患的大腿需要截肢才能保全性命，經蔡主任親自率隊幫忙，挽救成功。我也立刻進行背闊肌自由皮瓣顯微手術移植搶救。當時的總長是湯上將，因我之前任職三總期間，曾處理過幾次大型的燒傷意外，湯先生訪視時都會召詢關切病患，他再度到桃園總醫院巡視，由於處理的效率和成果優良，他前後共頒發兩次獎章給我，引為殊榮。

我們對醫院同仁的生涯有長遠和妥善的規劃，首先是鼓勵念書進修，曾在同一時間內派出12位人員出去攻讀碩士學位，取得學位歸建後，不僅本身素質提升，領導統御下屬的方法也跟著改變；其次是派員至三總進行長期的訓練，使桃園總醫院的醫療能量（facility）整體提升。在桃園總醫院院長2年半的任期內，業績成長50%，同仁們都滿意這種集體成長，來提升醫療效率的成果。

2003年SARS期間，醫院不僅提供充足的空間和設備，以達到軍醫局與衛生署要求，妥善照護疑似發燒病患的治療和隔離，我平時就組織要求1位醫生和2名護士，定期前往照顧龍潭、大溪兩鄉鎮的部隊與村里居民，執行衛教與醫病溝通等任務。因此SARS期間，病人仍陸續放心前來醫院接受治療，業務未受到影響而停頓，這些工作，要特別感謝劉杭生、黃毓龍、譚傳明、郭宜中、湛立中、葉錦龍、樓震平、孫文中、柯富彰……等醫護菁英的全體努力。經營地區醫院，除了要提高醫護人員的能力外，做好睦鄰工作和建立信譽也是重要的課題。這方面我們處理得不錯，因此受過醫治的病友們對醫院回饋甚多，例如協助在院區周圍遍植櫻花，讓院區環境變得十分優美宜人，有助於病患的療養。另外，因察覺鄰近新竹縣有兩位遭受大火嚴重燒傷的女孩，由於情況堪慮，遂主動聯繫並為其進行植皮手術和治療。由於適時給予關懷，她們終於逐步走出人生的陰霾，我為此深感欣慰。

十、榮任國防醫學院院長

2003年6月仍處於SARS警戒期間，由桃園總醫院院長升任母校院長，感到十分榮幸，有兩位副院長，陳宏一（M67）管三總，孟慶樑（D26）協助學院事務。任內面臨的嚴峻挑戰是教學學制改變。此舉致使大學部第一、二年級的學生只能廣習醫學人文方面的課程，讓學生多參與

課外活動，以培養其人文素養。但也壓縮了學生學習基礎與臨床醫學知識的時間，利弊參半；另外的重大改變是學院加入全國大專聯招體系，得以讓學院對收納新生，須與一般大學競爭好學生，此舉提升了學校的地位、增加了與其他醫療院校彼此切磋的契機，學院和三總全體同仁上下一心，為此付盡心力，成效極佳。

我就任時，學校只有42位教授，高階教師人數偏低，因此我在院務會議中宣達，希望於我2年後離職時，學校至少有60位教授以提升母校的競爭力，學校將盡力在經費、人力與設備上支援。由是激勵了許多臨床和基礎醫學的老師，努力達成了期望，副教授師資人數增加更多，也提升了全校師資水準。此外，在全院老師、同學、教學及行政同仁的努力下，我們通過了大學評鑑及醫院評鑑，我們的教學及醫療的表現，都在全國水準以上。2005年8月我軍職退役，擔任院長的時間不長，實無更多貢獻。學院服務期間，熟識了許多優秀的重要幹部和同事，像劉鴻文、胡幼圃、闕小輝、司徒惠康、廖經倫、林明德、吳渙、余貴勇、鄭嘉莉等，各路菁英各有成就，都成為好友。

我以為擔任院長或主管，要盡力做到以身作則，從觀念上導正同仁們捨除功利思想，莫以金錢權利為一切衡量。有位來看病的老先生送我四個字「激薄停澆」。大意是指要去除薄俗，停止澆風，樹立優良醫者貴重的品格。猶有進者，要激勵、振奮和提升人們內在的熱情與品德，改善與消除不良的社會風氣。我認為，這是能否建立起一個道德純善校園與社會的重要概念，因而時常叮嚀同仁一起體會。

前面所提到的文忠傑和施純仁兩位老師，學識淵博、手術精湛，一生只關心母校外科的發展，少問教學訓練以外的事，是廣受學生崇敬的外科大師。文老師百歲誕辰，大家熱烈慶賀，從早上9點祝壽，國防大學校長謝建東上將頒發榮譽博士學位，輔導會高華柱主任委員頒發榮民獎章，下午全程參加學術討論會到5點，接著參加祝壽餐會到9點，老壽星挺立如

昔，當大家送他上車時，他要我上前輕聲對我說：「院長，太感激大家的熱情，不過你知道我耳朵不靈，你們所有讚美的話我一句也聽不見，但我知道都說我好，所以我看你們笑，我也笑；你們鼓掌，我也鼓掌，希望大家都快樂。」停1秒鐘，我們相視大笑，老前輩們的見識與風範，我們何時才能領會。

為了回憶入學時的校園，我邀集了同班同學們（M66）捐款出資，建立了小型的八卦園，還有更多的學長們捐助植栽，所謂「栽杏成林」，一來美化校區使生活有趣，也引喻著：「莘莘學子英才眾，蒔雨播春風」的校園美景。

我2005年獲得「人工皮膚移植物及其製備方」專利，專利所有權敬歸屬母校，做為離校的註解。離校後，應邱文達教授之邀，受聘臺北醫學大學外科教授，在萬芳醫院執業。

十一、對國醫中心未來的期許

（一）要重建高貴的道德、培養向心力與忠誠度，師生與校友要以自己、以母校為榮。

（二）應該激發親切感，去除冷淡、不要只維護少數利益，要提升母校及總院整體效率，提振教學、醫療、研究的風氣與品質。

（三）培養並保持軍醫在戰爭醫學中扮演的特殊性，深植競爭優勢，此乃重要且急迫的關鍵課題，避免於國家的教育體系中被邊緣化。

（四）應該多派員到歐美各國大學院校，攻讀與軍事醫學相關的碩、博士學位，並培養醫學教育與行政的博士，以強化招生技巧、課程規劃、學習評量方法及畢業生之生涯規劃等，精進落實。

（五）確實做好短、中、長期人才培養計畫。

（六）多派員參加國際型軍醫大會，至少以觀察員身分，深入探究各國在

軍醫體制運行上的施政方針與實際作爲。

（七）請參考，在不增加編裝下，地區醫院、總醫院，能以類似榮民總醫院體系架構，成爲地區三軍醫院或地區三軍總醫院，可整合軍醫資源統籌運用，並與母校結合，以提高知名度和醫療同仁教學品質，軍醫潛藏且能發揮的力量，將更加強大。

　　一代又一代的學院學生，應努力專心用功，要超越老師的水準，縝密的設定目標，進而創造新文化、新制度，來實現自己的願景和夢想，成爲國家棟樑。「今天的優勢與特色，明天可能只是一種普遍的現象，別人會學習，大步超越，後天已經落後。」是我的經驗和給全院同仁與同學的一點想法。

張德明院長口述訪談

時　　間：2011年9月1日（四）9：00-11：00、
　　　　　2012年4月24日（二）審閱定稿
地　　點：國防部博愛大樓軍醫局局長辦公室
訪談人：郭世清、劉士永、林廷叡

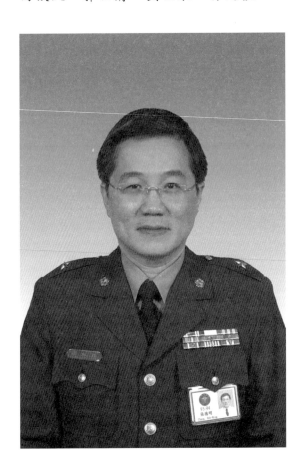

一、家庭與個人背景

　　1955年5月3日生於臺北市，祖籍南京。父親曾於隴海鐵路任科長職，1949年前後隨祖父母及政府來臺，時年約22歲，繼續於臺灣鐵路管理局服務至退休，家族跟軍方較少淵源。

　　老家住於忠孝西路，現天成飯店附近舊的臺鐵宿舍。小時候念鐵路幼稚園，然後和姊姊及妹妹3人皆就學於臺灣省立臺北女子師範學校附屬小學（現為臺北市立教育大學附設實驗國民小學），每天步行經過總統府前到學校上課。那時街上車輛很少，兩旁都是草地，並有很多防空洞，我們就在捉蟋蟀、鑽防空洞中上下學。在校時品學兼優，當過各種代表，如班長、模範生等，參加各項演講、歌唱比賽，也時有獲獎。

二、選擇國防醫學院

　　高中考進師大附中，挑選丙組就讀。當時分為甲、乙、丙、丁4組，選丙組就讀的學生，多數想考醫學相關科系，而農學院的東西就令人感到十分陌生。父母親覺得讀醫科比較不用求人，又可以幫助別人，是他們對我的期許。1974年大學聯考放榜時，錄取了政大心理系，但就讀的意願很低。中間有段小插曲，即考試時有道6分的單選題目，我在最後1分鐘發覺錯誤，立刻塗改，選擇正確的答案。但因是電腦閱卷，成績出來後，顯示我那道題目是複選，所以並未計分。雖透過人工閱卷的複查機制爭取分數，但終究未能如願。假使那6分有獲得，就能夠擠進臺大農藝系，和姊姊一同成為臺大的學生，後面的人生也會改變。

　　當時沒有很想念國防醫學院，因為家族成員無人具有軍人身分，所以對此學校沒有充分的認識和瞭解。以往醫學院的數量不像現在眾多，所以填選志願時從臺大醫科開始寫起，然後牙科、心理系，再來就是農學院，高雄醫學院因地點位在南部，並沒有被納入考量，可能填過臺北醫學院，

但記不大清楚了。

師大附中有幾個同學前去報考國防醫學院，同時我也參與。自己不是軍人子弟，沒有加分機制的優惠，成績放榜後達到錄取標準。當時是終身職第1屆的開始，我不太懂其規定服役期限的意涵，在家裡與父母討論狀況時，僅想到當醫生必定是終身的職業，怎麼還會有可能再轉換行業呢？便決定就讀。

三、軍事院校生活

我基本上是很守規矩的學生，不會無端惹是生非。初入學時同學約有180人，經過生化、解剖兩大殺手聯防，後來被刷到只剩100人左右，若再加上前屆留級的學長，畢業時亦僅有130人。學校對學生要求之嚴格、淘汰率之高，可想而知。當然不少年輕人有叛逆的行為，例如爬牆、曉課、去跳舞、燙頭髮等，但我在校園裡的生活單純，念書之餘，便參加橋牌社和足球社的活動。

在足球隊裡擔任守門員，雖然學校沒有正式成立校隊，但我們的等級卻足以代表學校參加各種比賽，也曾獲獎。當時在水泥鋪成的場地上踢球，場地相對而言屬於比較小型，但比賽過程的精彩程度不亞於大型球場，我簡單戴個護膝就在崗位上負責飛撲救球，破皮擦傷是家常便飯，始終熱愛此運動不疲。

當初選擇擔任守門員角色的動機，源於強烈責任感個性的使然，所以非常拚命扛起肩負的任務，即使對方強攻猛射的球也使盡全力去擋下。因為拚勁十足，表現良好，逐漸成為足球隊不可或缺的首席守門員。

我平常慣用右手，但踢發球用的是左腳，這是比較特別的地方，說來有段故事。

小時候家裡鐵路局宿舍的房子不大，木造日式建築，有客廳、臥室、

廚房、玄關、前後院子和花圃，後來曾經過重新翻修爲樓房。前院經颱風暴雨積水後，我就興致勃勃折小船在那兒玩耍。過年過節有人送雞隻來，便飼養於後院。

臥室裡有座茶几，下面是空的，擺在客廳與臥房之間的牆邊。家裡除姊和妹外，就我單獨一個活潑好動的男孩，所以常踢球到茶几底下，因擺放位置的關係，左腳比較方便射門，久而久之變成習慣性動作，導致後來踢足球都用左腳。

記得在三年級時，當時的學員生大隊長，他看我當守門員擋球很勇猛拚命，對方單刀急攻過來時，都奮不顧身衝出去撲球，因此印象深刻，後來經其提名選舉後，才有幸接下學生長的職位。

守門員此位置的訓練，除了固守球門陣地外，還有重要的項目即是指揮隊伍的攻守。因爲守門員在後方，視野遼闊，對前方狀態觀察得一清二楚，可以迅速指揮隊友的跑位和戰術運用，避免隊友因視線的侷限造成盲亂，可能也對我後來的行政工作有所助益。

另外，在橋牌社的活動，我們74期組成的隊伍，在校內擊敗73期學長，因此代表學校到臺大參加大專盃橋牌比賽。放假的時候，也會到外面的橋牌社團參加類似競賽聯盟的活動，花點小錢叫杯紅茶，一打便待整個下午。如此不僅能切磋彼此技藝，透過賽事訓練心智能力，而且累積勝點的機制，亦能產生良性激勵的效果。大概整個大學時代，課餘消遣多是在足球與橋牌之間度過。

四、畢業前的實習

學校畢業前的實習，我選擇到榮民總醫院。當時大半的同學都選擇三軍總醫院，因爲覺得將來既然要在那裡服務，不如儘早認識人和熟悉環境，對未來發展比較有利。而且三總因有不少學長在服務，分數可以打高

點，但榮總就比較難。即便存在著成績可能不高的劣勢，我還是選擇到榮總，希望能多所見識。

實習期間被安排住在榮總中正樓10樓，視野開闊，和現為臺北慈濟醫院院長的趙有誠及黃文盛、張文照醫師一起，待了2年的時間。當時三總的環境還是比較落後，衛浴設備都是大夥共用；但榮總是4人1間大套房，4張床都是平擺，不像三總是雙人上下舖。床邊有床頭櫃，也設置電話，更有中央空調，4人共用1間衛浴，住宿環境真的差很多。

現在的學生偶爾會抱怨實習時看的病人太多，我們當時是整個病房裡一整排病人都要關照，20、30人跑不掉。榮總給的成績真的偏低，記得打我分數的有位臺大畢業姚姓醫師，他誇讚我做得很好，卻僅給82分，而三總大概都是89分起跳，成績差很多，間接影響留校的排序。

五、畢業留校與服務海軍官校

1981年畢業後留校當內科助教，同時擔任三總內科住院醫師。原本不用下部隊，但1983年上級突然發佈命令，規定我們要到基層連隊去服務1年，所以說軍人的生涯是很難自我規劃。當時潘樹人先生擔任院長，約有10來個同學相約代表大家到他家裡去請教此事。大夥都質疑新規定，因為以往留校毋須下部隊，為何如今卻突然有所改變？而且不見得能回來，每個人都為此惶恐萬分。

與潘院長談過後得知，當時因為國家的軍醫人力吃緊，調整失序，所以需要我們到基層部隊服務，但保證未來能回到國防醫學院。下部隊需經抽籤手續，命運很難自己掌握。抽籤時按照學號順序抽，我記得第一個抽到東引，第二個上去抽的是現今三總胸腔內科的彭萬誠主任，抽到金門。大家開始心慌意亂，怎麼地點都是如此遙遠的外島。第三個抽到某部隊，我是第四個上去，結果籤運還算不錯，抽中海軍官校，深感似乎從小就跟

學校有緣。

海軍官校是很棒的單位，我軍階掛中尉，校長是李中將，至今仍與他互有聯絡。早上9點上班，下午3點下班，工作環境有冷氣空調，比起別人在外出操上課，自己異常幸運。不過，左營對我而言是非常陌生的地方，之前從未到訪，第一次南下至此處。

當時的女朋友，即是現在的妻子，是我大學三年級時，首次參加在金山舉辦的國防和銘傳兩校聯誼的露營活動，一見鍾情。個性專注的我，從此便自始而終，沒有再換過女友。

很巧的是，太太家住高雄岡山，為軍人子弟，我到左營服務那年，在南部完婚，並於軍區附近租了間房子。當時每月薪水約1萬多塊錢，物價是一碗牛肉麵大概10塊錢。太太銘傳畢業後，又到中國文化大學日文系就讀，畢業後在左營當地教日文，也能賺不少錢補貼家用，所以生活過得還不錯。平常下班後學開車，假日一起出外遊玩，到附近中山堂看電影，或到四海之家吃飯等，回憶起來是段愉快的日子。唯一令人擔心的事，就是到底能否回三軍總醫院。

六、返回三總與赴美進修

左營海軍官校待1年後，如願回到三總，第1個月就分配到風濕免疫科，從此職業生涯就堅守該領域至今。所以說我這執著的個性，好處是單純，壞處是比較缺乏變化。

我擔任過免疫學會理事長，也是內科醫學會和風濕學會常務理事，發表的專業論文數超過220篇。當急診室住院醫生的時候，值班12小時，下班有空閒的12小時，便到美加補習班準備托福和GRE考試，以應將來職場生涯之所需。GRE考完我的成績是當時全三總第一名，約1,700多分。

當風濕免疫科總醫師的時候，和腸胃科趙有誠總醫師相約，專程找內

科部程東照主任（腸胃科）商量，請求准許我們申請出國做研究。當時出國當fellow只有1年的時間，我們兩人認眞問程主任能否給予2年的時間？最後終於獲得他的同意，所以我和趙醫師都是2年fellow。但人生的機遇眞的難說，不必一定急著訂定什麼時間須做什麼事。像我這屆之後，便釋放不少缺額鼓勵出國進修博士學位，如果緩1年，可能境遇又不同。

我自己到圖書館翻找雜誌，閱讀相關資料，尋找合適的學校。我在留校當助教及擔任總醫師期間，便開始從事第一介白質的研究，所以挑找精研此領域的學校，以延續本身的興趣。當時挑選美國哈佛、史丹佛和耶魯3間學校申請入學，很幸運全部皆獲得錄取，最後選擇到哈佛進修。

1988年大概5月份左右，飛到紐約，再轉往波士頓。到哈佛的第一年，太太還不准去，那時長子4個月大，在機場送行的場景深深印在腦海。因未曾踏出國門，完全不曉得此行將會如何，所以心裡非常掛念母子兩人。

初抵哈佛，校園的林木剛發芽，青翠的景色令人驚艷，並爲之陶醉。

哈佛大學的研究成果在美國排名第一，在國際中亦總是名列前茅。哈佛醫學院轄有Brigham and Women's Hospital（BWH）以及Massachusetts General Hospital（MGH）兩家較爲著名的教學醫院。兩院各有專長強項，相互競爭。

我的大老闆是Dr. Frank Austen，學術成就常列諾貝爾獎候選人。他的實驗室是一整個樓層，風濕免疫部是與內科部平行的獨立部門，教研人員非常多。我跟隨的教授是Dr. Peter Schur，主要研究範疇爲全身性紅斑狼瘡（Systemic Lupus Erythematosus, SLE），享譽國際，當年是教科書SLE的當然作者，來過臺灣四次，目前都還有保持聯繫。

第一天初到哈佛BWH的時候，剛好碰到實驗室搬家。搬好後所有與藥物相關的化學物品全部堆積在一起，放置情形亂七八糟，我自己單獨一人便把這些東西全部依序上架擺放於置物櫃內，品項名稱按照字母A、

B、C、D……的順序排列，那是件非常辛苦的工作。等到其他同仁來看見時，都發出不可思議的驚呼聲，也因此對我的第一印象甚佳。

到哈佛後，我覺得不能僅做research fellow，要到研究所念書。我托福考560分左右，但哈佛要求需達600分以上，於是便到一位老太太家裡補習英文，提升語文能力。不久托福成績便達到要求的標準，約於10月份入學。

哈佛醫學院在波士頓，但哈佛大學在劍橋，分屬兩個不同的區域，但卻有著相同的地址，初到時不懂癥結所在，結果到處繞半天，就是找不著該抵達的地點，心理覺得非常納悶。後來幾乎每天搭40分鐘的校車晚上去念書，從醫學院到大學校區，就這樣兩邊跑。所以我在哈佛當fellow是國家出公費，而念碩士學位是自費。碩士專攻的學科是生物學，學分總共需修滿40個。修學位非常辛苦，例如偶爾會遇到下大雪等交通不便的情形，大約有1年的時間，獨自在異地生活，許多日常瑣事都得要親自動手處理，相當勞累。第二年，太太帶著年齡1歲4個月的大兒子到美國來同住，在機場看見拿著「Dad，I love you」汽球的心肝寶貝，感覺實在很開心。

1979年6月7號哈佛畢業典禮結束後，過幾個禮拜便回到臺灣。在美國讀書期間很認真，都沒到過什麼地方遊玩。我內人的父母親住在加州聖地牙哥，所以回臺時順道經過探望，並在岳父家暫住一段時間。我的第二個兒子是在美國當地出生，與大兒子相差約2歲，所以回臺灣時是帶著2個小孩。

七、學成返國服務

在哈佛拿到碩士對自己而言是很重要的學歷，也培育了良好的研究習慣。1990年返國後回三總風濕免疫科，大概過1年多後，原來的主任退

休，我便接手擔任該職務，並於40歲拿到教育部部定教授。

擔任風濕免疫科主任期間，住在汀州宿舍的某天晚上，民診處醫務組徐組長來電話，問我有無興趣擔任行政工作，遂開啟負責醫院業務管理角色的機緣。因此我在三總的資歷非常完整，從民診處醫務組組長做起，歷經風濕免疫科主任、內科部主任、民診處副主任、主任、行政副院長、教學副院長、醫療副院長、院長等各個重要職務。

2003年任三總行政副院長時，仍不能忘懷當時未修博士學位的遺憾，便報考師大衛生教育學系，一方面因和所學相關，一方面因其校址在內湖與汀州院區之間，較為方便，4年後獲博士學位。

2005年6月升任三總院長，國防醫學院王先震院長於8月底屆齡退伍。由於國防醫學院院長必須是教授擔任，而當時軍醫局副局長無教職，副院長僅具副教授資格，所以僅能由我代理。也因我才擔任三總院長約4個月，規定此重要軍職至少需歷練1年以上，所以時間不夠久，一直到任滿三總院長2年1個月，且代理國防醫學院院長2個月後才獲真除。

身兼兩職的壓力沈重，醫院方面的甚多工作，如面對病患、醫療糾紛、健保制度等，必須反應非常快速，而學院的事務則較多需要長遠綿密的規劃，所以耗費大量精神在處理醫院事務，學院部分則僅在重要事項投注心力，其他則仰仗副院長與教育長處理。

八、落實治校理念

直到2007年7月我正式接任國防醫學院長後，便認真專心處理學校事務，投入全部心力。我很喜歡待在學院將近4年的時光，之前的工作非常緊湊又忙碌，直到接任院長後才有機會將心思沈澱。

初接任時校園四處荒蕪，只有主體大樓與學生宿舍兩棟建築，當外賓來訪時無太多節目安排，參觀圖書館內容亦顯不夠充實，為此深感挫折。

經過辛勤耕耘數年，如今即使參觀整天亦不成問題。

學校大門進來原本筆直到底，人稱一箭穿心，我設計將盧致德院長青銅雕像移至現今位置擺放。調移主計室，讓兩個院史館在後邊兩側鎮院，並調動政戰主任辦公室至院部，打通兩間會議室使空間擴大，且有窗景。

雙重大門設計是我提出的想法，因為原先的大門很容易便可以被扳開，我深覺如此狀況非常不妥，才會積極改變樣式，並於大廳把各系旗幟掛上，讓整個樣態莊嚴沉穩。

包括活動中心、醫澤園的整建，都要動腦筋改善景觀，使校園更具美感，這是我從哈佛校園得到的體驗，認為一所好大學必定要有水景。承包官舍工程的廠商堆置了一大片土堆有半年之久，移走前我要求他們回饋，協助挖兩個大池塘，請設計師規劃，醫澤園因此形成。完成後未久，恰巧遇上考試院要來進行評鑑的期間，有天在醫澤園拍照片，突然發現園裡出現紅面水雞，我是第一個發現，感到既驚訝又興奮。目前牠們已經組成四口之家定居在園裡，讓醫澤園充滿生命力。

還有，院史館的增設也是非常有必要的事情，擁有百年歷史的學校機構怎麼能夠缺乏記錄本身發展過程的單位呢？何其眾多的校友們將畢生的心血投注在此處，僅有單獨一個小小空間實在太過貧乏。所以我發動募捐，得到良好的迴響，勸募金額達550萬元，便依此基礎建立院史新館。

我覺得院史館應該擺放些具有時代意義的物品，才容易彰顯學校的地位和價值，如現在內部陳列曾為蔣公看牙齒使用過的儀器、早期外科主任張先林遺留的筆記等，這些特殊物品才能讓學生及外賓印象深刻。

源遠藝廊旁邊是張建教育長夫人姚女士的畫作展覽區，用意在於讓學生能夠懷念前輩對學校的貢獻，並由衷產生敬意。否則學生進出往來於學校，卻無從瞭解過往的悠久歷史，甚至以為僅有內湖校區的短短數年發展而已，豈不令人汗顏，且認同難以確實建立。所以說一所學校要辦學良好並能延續傳統，悠久歷史的記錄與承負是重要的推力，如哈佛大學的校

譽便是奠基在處處充滿濃厚歷史味道的校園裡。

收藏家王度先生慨然捐贈源遠典藏館其珍藏之文物，也是種特別的緣份。我有次受到臺灣藝術大學黃光男校長邀請演講，並觀賞該校明清傢俱展覽，提供者是王先生，因此得以認識他。後來我主動聯絡他，說明有興建博物館的念頭，可以提供場地給他使用，他對此亦相當有興趣，便由我們設計規劃場地，由他捐出收藏品鼻煙壺、煙具等擺放，西藏轉經輪和藥櫃即是其中的精品。王度先生在國內只捐贈兩個典藏館，一是在調查局，二便在國防醫學院。

另外，在研究方面，學校地下室有全臺灣唯一符合世界標準和國際認證的動物中心，佔地約1,600坪左右，這是我們使用鉅額經費整建擴充的成果，增強了與其他單位合作的優勢，也在我任內兩度通過AAALAC國際認證，為國內大專院校之首。

我是國家衛生研究院的董事之一，經參觀其貴重儀器中心後，便立刻整頓學校的貴重儀器中心，重新安置於學校9樓，統一重要儀器之收歸、存放、使用與管理辦法。同時設立醫科所與生科所共用的新教室於其中，儼然使兩大領域的博士班更充分具備專門研究所的規模，也位於學院最高樓層，以研究領導全院之意義明顯。

戰傷暨災難急救訓練中心，是國內此範疇中唯一的專門訓練場所。我在2004年擔任三軍總醫院執行官時期，曾到新加坡進行參訪考察，回國後即著手規劃建立戰傷中心。舊時國內的訓練侷限於醫院內，而新加坡的訓練中心把環境佈置如戰場現地般，聲、光等各種效果都力求務必接近實況，在整體氛圍擬真的狀況下，訓練成效也跟著大幅提升。

戰訓中心的籌建，前後分為兩階段，工程所需費用由募捐而來，款項置於支持母校發展基金會中使用。第一階段由醫學系俞志誠主任之姑丈傅天任先生捐款贊助，規劃設施項目包含技術訓練測考教室、軍陣醫學成果展覽室及大體模擬戰傷急救訓練實驗室整建等，該項工程於2008年2月完

工。第二階段擴建工程則由藥學系黃旭山主任，募得友華生技公司蔡正弘董事長之捐款，接續完成核生化（CBRNE）急救訓練教室、緊急醫療技術員（EMT）訓練教室、呼吸道處理訓練教室、戰傷模擬器（CMAST）訓練教室等設施，2010年5月正式揭牌使用。目前學生，甚至特勤部隊多來此處接受訓練。

此外，校園中擺放空軍的戰鬥機、陸軍裝甲部隊之坦克、海軍陸戰隊使用之兩棲登陸突擊車等三軍代表性裝備的聯合陳列，意義主要想提醒同學，在學習醫學知識和技術的同時，莫忘記自己處於軍事院校和將為軍人的本分職務。除對內的功能外，對外來參訪的賓客和學生則亦極富意義，因為可以看到國防醫學院和其他大專院校不同的特別之處。

擔任院長時期的各種作為，主要希望能增進教職員和學生的人文素養，讓校園環境富涵符合自身傳統的歷史風味，所以對通識教育相當重視，投入不少資源提升人力和品質。畢竟醫學系念書的7年中，通識便占去2年，是為培養身心健全的軍醫人員，奠定良好基礎的關鍵時刻。

2008年元月，《國醫人月刊》的發行，是我提出的構想，編輯也多不假他手自己來。推出的目的是希望讓學生和老師們之間能夠透過此刊物，傳遞彼此動態，促進校內師生間相互的溝通和瞭解，並讓國醫的生活更豐富國醫人的生命。

學生宿舍的冷氣使用，也是我任內開始，目前其他軍校都還只有電風扇，只有國防醫學院有裝設冷氣。冷氣機的購買、裝設的費用、消耗的電費等，雖然全部加起來是筆可觀的數字，但若能達到為學生提供良好讀書場所的目的，是值得的。

餐廳及中庭飲食區的佈置及改變，從原本四周空無擺設的冷硬死板環境，設計成現今活潑、富有調適情緒的用餐氣氛，並引進商店落實校園中充滿咖啡香的理想。還有加上對圖書館內外環境的整頓與規劃，每年編列百萬元，包括出口右側的頓點咖啡，主要是體諒學生念書會餓，館內禁

食，同學極爲不便。有了這塊區域，學生可喝咖啡、吃泡麵、聊天，甚至上課多了一個新空間；出口左側將置放電子顯微鏡的空間打通，以玻璃櫥窗展示，也鋪上木質地板，加了燈光，營造一個人文科技交流的空間。

館內則另闢一空間，仿照誠品書局的氣氛做一新書展示區，也成爲學生喜歡的區域。二樓也做了改變，盡量營造師生隨手取書、隨處閱讀的氛圍。我更堅持要圖書館和外面八卦園的藍天綠地結合，除了在臨窗部位做了高腳椅，也開了邊門，讓師生可走出去，在墊高的木質地板上看書，享受自然景象，無論陽光、小雨、清風、鳥鳴，都是非常愉悅的環境。初造時有人擔心會掉書，我認爲若醫學院有人爲偷書而翻木欄、違校規，那必是好書，該多買珍藏。這一切都是從「人性化」的層面來考量，使學校的人文氣息加重，並讓學生自然感受到處處充滿細膩巧思，潛移默化的陶冶人格性情。其他諸如盧致德先生與周美玉女士紀念館、天行健銅雕、教授專用休憩室、杜鵑花及櫻花與樟樹栽植、復建介壽堂會議室等校園細部設計的動機與靈感，很多源自於當年在哈佛大學念書時留下的印象。

還有必須重視學院的國際化，這是我一直強調的事情，新設立國際事務委員會和軍陣醫學委員會，就在強調與眾不同處，更呼籲勿自我侷限，眼光要向國際世界放開視野。我們鼓勵外語教學，補助並支持學生出國遊學，校園網路有三種以上生活互動美語，引進法國藝術家駐點，舉辦英語話劇及演講比賽，也由國防經費邀請國際大師蒞院講學，並增設客座教授宿舍等，都是同樣的目的。

九、接掌軍醫局

2011年6月1日奉命接掌軍醫局，離開了我喜愛的國防醫學院，並於7月1日晉升中將。軍醫的職責，以服務軍人、軍眷爲主要任務，並達到滿足、符合軍隊的需求爲最高原則。各地區醫院，只要戰區指揮官有需求，

我完全授權。目前我在醫院經營上花費的時間較少，因為深信各醫院的主管會妥善處理單位運作，我只要監控重要經營指標，適時提醒調整即可；而在軍政方面的事務耗費較多精力，如募兵制下，EMTP的開班、軍醫實際投入漢光演習、模擬作戰時的角色和功能，也強化和榮民體系的合作，不但在服務上雙方提供互惠，簽訂互助協定，並和北榮各出資500萬，強化由軍人至榮民，一以貫之的研究。希望讓軍醫成為國軍乃至社會的重要夥伴，也才能讓國防醫學院這所偉大的軍事院校長長久久。除了軍陣醫學，我最在意的就是人才培育，我們捍衛主職進修博士班的機會，也增加國外修習博士學位的名額，往後將會非常努力在這一區塊耕耘。

十、對母校未來願景的期許

近程目標是預計將衛勤分校納入國防醫學院體系中，此構想已獲得部長的同意，日後軍醫系統從醫院到衛勤將可以整體連貫，且讓國醫中心有學校、醫院和衛勤的三足鼎立。2011年8月下旬，南瑪都颱風形成威脅時，便嘗試由醫院派出醫官，部隊派遣衛勤人員，共同組合成立多處醫療站，機動性相當強，效果良好。救災工作目前主要由國防部負責，因為視同作戰，所以軍醫也必須熟悉災區的各種狀況，模擬戰場的實際情形，才能臨危不亂。此外，我們也將新設物理治療系和性別平等研究所，擴大學校的基礎。

遠程目標希望政策能配合，將國防醫學院改制成醫學大學，如果學校各個科系整合成醫學院、生命科學院、人文社會學院，同時擴大教職員生的人數，此願望就非常有機會成功。

另外，我覺得大學生活可以思想自由、風氣開放，並多增設碩、博士班，延伸領域和觸角，對國家、社會造成深遠的影響力，但面對任務來臨時，不能忘記、廢弛本身的職責和紀律，如此國防醫學院更將接近設立時

使用英文名稱「National Defense Medical Center」的綜合性理念，格局勢
必更加宏大完整而源遠流長。

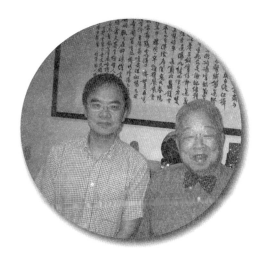

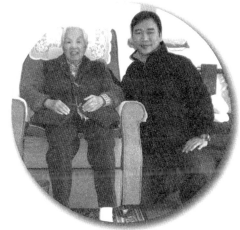

第二篇
耆老口述歷史

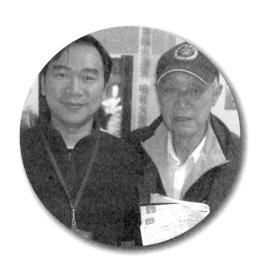

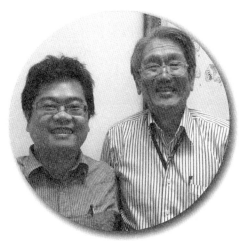

施純仁署長口述訪談

時間：2011年10月17日（一）14：00-16：30、
　　　　11月7日　　（一）14：00-16：30
　　　2012年4月30日　（一）14：00-15：30
地點：臺北市和平西路（施宅）
口述人：施純仁
訪談人：郭世清、劉士永、林廷叡

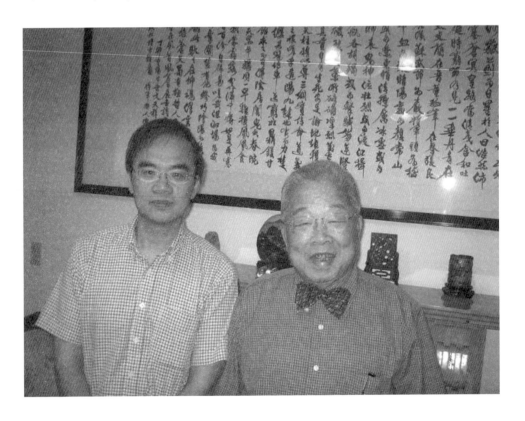

一、家庭與個人背景

我的祖先由中國移居臺灣，在鹿港逐漸發展。祖父施鴻漸離開鹿港，遷到梧棲（鴨母寮）陳厝庄，經營雜貨店維生。1903年父親施炳坤出生，梧棲公學校畢業，取得教員資格，返回母校教書。1921年正式取得臺中州公學校訓導，1923年於梧棲公學校鴨母寮分教場服務，該校1929年改為永寧公學校。

1922年因祖母生病，希望父親快點成家，遂與母親李舜英結婚，她是庄裡的農家女。婚後兩人住於學校宿舍，1923年我即出世。

二、立志習醫

父親在鴨母寮教書之時，有天晚上母親突然發高燒，整個乳房腫脹，極度痛苦。梧棲地區沒有醫生能處理此狀況，雖然已經入夜，但父親仍馬上用轎子立刻送彰化基督教醫院急診。當時由蘭大衛醫生（Dr. David Landsborgough）為母親診治病況，判斷乳房內發炎化膿，遂立刻進行開刀。

蘭醫生為母親動手術讓膿液流出，身體溫度飆高的發熱情形很快便降低，不舒服的症狀明顯減緩。那時我大概5歲左右，陪伴在母親身旁換藥，深覺醫生救人是種偉大行為，對此留下深刻印象。由於心中產生無比敬意，遂植下學習醫術的種子，日後逐漸萌生苗壯而帶給自己強烈的動機。

三、年少時期的求學過程

1930年父親因主張本土臺語教育，而受原臺中州教育課、後至臺中女子公學校擔任校長的砥上先生賞識，遂調職舉家搬遷至臺中。我該年便

進入臺中第二尋常高等小學校，就讀男女混合班，是班上唯一、並當過級長的臺灣人，該校於1932年改名爲新富尋常高等小學校（現爲光復小學）。

1936年以優異的成績畢業，考進主要招收日本學生的臺中州立臺中第二中學，在校成績始終都名列前茅。1941年考進臺北高等學校，是全臺唯一的高校，學制爲3年，就讀此校將來才有資格參加帝國大學的入學考試。

因期許自己將來能往醫生之路邁進，高等學校期間選讀理科乙類（science），外文以學習德文爲主，並設定臺北帝國大學爲升學目標。因爲個性開朗，二年級時被選爲總代（班代表），是該校唯一擔任過此職務的臺灣人。

1943年如願進入臺北帝大醫學部就讀，學制爲4年，班上學生人數約60名。當時太平洋戰爭已經爆發一段時日，日軍情況漸趨劣勢，老百姓的生活跟著窮困，幾乎沒有什麼食物可吃，我和幾十位同學曾被徵調至淡水充當臨時衛生兵，還曾在帝大植物系教授帶領之下採集可食用的野草來烹煮，生活窘迫之苦態可想而知。

1945年5月31日，美軍派遣B-29戰機對臺北進行大空襲。轟炸當天，我原本預定要到法醫學田代教授處幫忙實驗事務，當天早上卻突然拉肚子而無法準時抵達，結果幸運逃過一劫。

當天稍晚前往醫院，因醫院奉命不准標示紅十字而亦遭受轟炸波及，損毀狀況嚴重。由於負傷的臺北城居民大量被送入，我是三年級學生的總代，迅速將班上同學區分爲5小隊，對傷患初步分門別類，給予不同的處置，並協助負責輸送醫藥器材、照顧傷患、協助急救、機動支援等任務。部分頭顱／腦受創的傷患被緊急送至開刀房手術，但當時日本外科教授對腦部的救治方法和認識十分缺乏，導致許多傷者無法醫治而死亡。就算當時醫學科技進步的美國，神經外科醫生也頂多只有200人左右，而派駐到

戰爭前線服務，更是晚近到韓戰期間才開始，但人數依然甚為稀少。

　　我和同學在雜亂的斷垣殘壁下，將田代教授及其兩位女助手的屍體挖掘出來，停放於太平間後，因封校令發佈下達而疏開避難。7月開始於此地因陋就簡復課，直到8月15日從收音機聽到日本戰敗無條件投降的公開放送為止。

四、戰後學業曲折

　　1945年11月臺北帝國大學改制為國立臺灣大學，醫學部改為醫學院，由藥理學杜聰明教授擔任院長。我們這班原是臺北帝大醫學部第9屆，改制後變成臺灣大學醫學院醫科第1屆。自己擔任學生代表與杜院長協調於1946年畢業，並向同學發佈消息。但是不久陸志鴻校長卻表示，我們這屆的學生因戰亂緣故，課業受到嚴重影響，訓練不足，教育尚未正式完成，因此必須延遲至1947年才可獲頒畢業證書。

　　為此事受到同學的批評和責難，更因而導致自己與杜院長發生爭執，李鎮源、彭明聰等助教都前來關切狀況，所以我自高等學校以來與他保持良好的師生關係，出現裂痕。延長畢業期限對大多數同學而言，是極為沈重的負擔。我那年的日子過得非常貧乏，家裡已經沒有辦法送錢來，為了掙取生活費，拖人力車載東西出賣勞力，或者到師範學校兼差當臨時生物學教員，微薄的薪資加上急速的通貨膨脹，用雪上加霜的字眼也難以形容。

五、目睹228事件導火線

　　在我畢業前數個月，當時借住位於延平北路永樂町一帶的叔叔家。1947年2月27日那天傍晚，從臺大醫院實習結束，正在回住所的路上，剛

好途經警察以取締私菸爲理由，要把婦女林江邁強行帶往派出所的地點。看見林婦哭哭啼啼的可憐狀，還有大批群眾包圍警察並且互相激烈對罵的情景，現場氣氛十分緊張又鼓譟，感覺好似隨時即將暴動起來。自己深覺情勢動盪不穩，遂趕緊離開該地回家，沒想到此事竟成爲228事件的引爆點，造成日後蔓延全臺的嚴重衝突及傷亡。

六、進入聯勤陸軍總醫院

　　1947年6月好不容易終於捱到畢業，必須趕緊尋覓工作以維持自己和家中的經濟狀況。原想留在臺大服務，以我畢業成績第四名而言是具備資格的，但自知恐無太多發展機會。外科的河石和澤田兩位教授有意收留我，願意指導我撰寫論文，在3、4年內取得博士學位，但要求我必須準備至少10年的生活費以供磨練之需，甚至前往日本進修，才有辦法立足臺大。我覺得這條件根本不可能達到，於是只能忍痛放棄。在苦惱尋無適當出路之時，因228事件受到牽連的杜聰明院長被調查而停止行使職權，由天津過來的嚴智鍾先生暫代院長職務，恰巧我擔任班代表與他有些接觸，他知道我的困難，於是介紹到聯勤臺灣總醫院外科部，我遂前往該院擔任住院醫師職務。

　　聯勤臺灣總醫院的位置在小南門附近，是接收前日軍的陸軍衛戍病院而來，規模不大，約僅有50-60個床位。雖然醫院簡陋，人員數量也不充足，沒有辦法進行大手術，但至少能夠學習些簡單外科技術、診治小毛病，且有薪水可領，收入不豐卻總算讓生活略有著落。

　　當時的院長是吳國興醫師，他是東北人，與我逐漸熟悉後，態度表現相當友善。我幾個臺大的同學，看我在聯勤臺灣總醫院的生活還勉強過得去，希望能幫忙介紹，後來陸續總共有10個人在此院的內、外科工作。

　　現今臺北市立聯合醫院中興院區，1905年成立時爲日本赤十字病

院，1945年為臺灣大學第二附屬醫院，1947年改為省立臺北醫院，國防醫學院1949年3月從上海遷臺後有短暫時間成為學院的實習醫院，張先林主任和臺大林天祐教授曾互相合作，姜景賢曾在此擔任住院總醫師。後來1949年改成僅有小南門聯勤臺灣總醫院為實習醫院（陸海空軍第一總醫院、陸軍801總醫院前身），姜景賢和吳德鴻同為總醫師。

我先到陸軍醫院北投分部，其前身是日據時期「臺北陸軍衛戍療養院北投分院」，後來改稱國軍北投醫院（818醫院）。在陸軍醫院北投分部當半年總醫師，然後回小南門聯勤臺灣總醫院再當半年，所以當時1年可以培養兩位總醫師。總醫師在我之後是何樹康，再接下去為杜聖楷。

杜聖楷醫師原本在廣東中山醫學院就讀時，被派到臺大醫學院來實習1年，那年恰好與我同時，所以我認識他。沒想到後來回大陸後，他到了國防醫學院，所以學院遷臺時也一起跟著過來。在陸軍801總醫院時期，杜醫師擔任大腸直腸外科主任，後來調任臺北榮民總醫院。

1947年我在聯勤臺灣總醫院（國防醫學院1947年在上海成立）任職後不久，高雄鳳山訓練司令部請求派遣1名醫官支援，因孫立人將軍率領由緬甸撤回約有2萬人的新一軍在該地駐紮。由於大家都想留在醫院學習醫術，不願意南下，最後只能用抽籤的方式決定。結果自己竟然中籤，百般無奈下，也只能依令帶領2位護士前往。後因潘樹人醫師奉命自大陸派駐接手，彼此業務交替而有緣認識。

返回臺北後，我在1949年2月與妻子彭敏容結婚，住在醫院分配的宿舍。房屋是前日軍軍醫的官舍，雖然已經破舊不堪，但兩人仍愉快的歡度新婚生活，持續到國防醫學院遷臺。

七、國防醫學院撤遷渡臺

1949年因國共內戰局勢驟變，國府在大陸地區的政權岌岌可危，3月

份國防醫學院遂決定撤離上海江灣的根據地，遷往臺灣，包括所屬官兵、教師、職員、技術人員、學生及家眷等，總共約有4,000人左右，但仍有不少人滯留於大陸。

但是自國防醫學院來臺，聯勤陸軍總醫院併入該校體系後，原本一起工作的臺大同學和學弟們，因為價值觀念與管理階層不合等種種因素，數年內接連離職，選擇到其他醫院服務或出國深造，最後僅剩自己還繼續待在國防醫學院打拼而已。

嚴格的訓練是國防醫學院的特色，其根據乃沿襲北平協和醫學院的傳統模式而來。協和醫學院是由美國洛克斐勒基金會所經營的機構，完全按照英美醫學院的規模建置，醫學教育也一律相同，並注重英文的使用，畢業生十分優秀傑出。

外科學系的張先林主任與我接觸後，極力邀請我留下來擔任住院醫師。住院醫師被嚴格要求每2星期只能休假一次，其他時間一定得在醫院值班待命，不得擅自離開，並要密切接觸病患，以掌握最新病情。張主任並要求住院醫師必須任滿3年後，才有機會和資格競爭名額僅有1位的總醫師職務，因此當時包含我同年的外科部共有4位住院醫師，其中1位是國防醫學院畢業生，1位是畢業於廣東中山醫學院的杜聖楷。4人無不卯足全力爭取，不敢稍有馬虎，彼此間的競爭激烈異常。

我在2月完成終身大事，而3月國防醫學院遷臺，4月立刻實施嚴格的住院醫師訓練制度，短暫的新婚甜蜜生活很快便結束，好似又回到單身生活的緊張忙碌。當時國防醫學院有條未明文的規定，即總醫師任職期滿並升上主治醫師後才可結婚，所以自己成了唯一的例外。

1955年2月大陳居民撤退臺灣，頓時間湧入大量移民，病人數目也急遽激增，可供應的病房、病床數量根本不敷應付。國防醫學院謀求解決困境，暫借龍山國小教室搭建為臨時病房，緩和醫院空間不足的壓力。

印象中有位在戰地頭部受創送來的傷患，頭蓋骨被砲彈碎片削去一

塊，無法言語，顏面僅能眨眼與輕微顫動而已。由於腦子已經明顯外露，被蒼蠅附著產卵，導致蛆蟲成群繁殖，我花了好幾天的時間慢慢清除，雖然勞苦不堪，但那傷患的境遇更是令人感到不勝唏噓。

日夜忙碌已經不是什麼特殊的事情，住院醫師1個人必須管理90個病人，太太有時送便當或食物來給我吃，常常找不到人，我不是在病房巡視患者，就是在開刀房進行手術，而且待著的時間非常久，能正常按時三餐是種奢侈的享受。

國防醫學院的訓練方式，與我在臺大接受的醫生養成教育，彼此的差異可歸納為英美派與德日派兩種不同系統。簡單地說，在臺大的時期，醫師上下班時間固定，晚上不必留在醫院待命，頂多也是輪值而已，比較輕鬆；而國防醫學院則實施住院醫師制度，要求高水準的英文能力之外，且必須全天駐守醫院，生活當然辛苦許多。

之後，國防醫學院醫科畢業的洪楚琛，與醫專畢業的王學仕，兩人亦同時欲爭取總醫師之職位。後來由洪楚琛醫師專攻學習整形外科，而王學仕醫師受到張先林主任的鼓勵，要他考慮學習麻醉技術。王學仕便來詢問我的意見。我當時已是總醫師，他在我底下擔任第三年外科住院醫師，資質頗佳，工作勤奮。我告訴他當時臺灣還沒有全身麻醉的技術，如果能學得此技，未來將會是第一把交椅。所以他最後決定由外科轉而專攻麻醉，後來到美國威斯康辛大學（University of Wisconsin- Madison）去進修。返國後帶動臺灣的麻醉醫學，成立麻醉科，國防醫學院並與臺大互相合作，臺大派3位外科醫生來研習，王學仕亦到臺大去從事臨床教學，後來被臺大借調。

我升任主治醫師第三年初期，因馬偕醫院缺乏指導外科醫師的主治醫師，院長邀請我前去擔任外科主任，我遂向張先林主任說明此事。張主任告知願意培養我成為神經外科醫師，不要到馬偕醫院去，但可以向盧致德院長提出正式報告，表明到馬偕去擔任兼任醫師的服務意願，後來便在馬

偕當了2年的兼任外科主任。

　　當時有位痲瘋病院的病患全身發高熱且肚子痛，那時大家都擔心痲瘋病的傳染力，因此無人願意去幫忙，後來找我前去協助診治，診斷後發覺胃腸部分有問題需要開刀。手術進行時發現胃部潰瘍，破裂的傷口導致化膿，我便為其施行腹部手術除去膿液和處理傷口。當縫合傷口時，雖然全程有帶手套，但不小心針刺破護套傷到手指頭，我霎時非常擔心是否會因此而導致感染痲瘋病。還好後來幾十年也沒有出現痲瘋病的相關症狀，算是相當幸運。這其實也要歸功於國防醫學院的嚴格訓練，張先林主任認為外科醫師進行開刀手術時，規定必須帶手套工作，一方面保護自己，另一方面保護病人，避免傳染病感染。

八、國防醫學院早期人物追憶

　　林可勝院長祖籍福建海澄，出生於新加坡，父親林文慶先生是廈門大學校長。林院長年輕時在英國愛丁堡大學研習醫學，專攻生理學，獲博士學位，後任教北平協和醫學院。臺大醫學院日籍留用的生理學細谷雄二教授，準備退休回日本前，於1949年發表紀念演講，邀請林院長擔任貴賓。我當時前去臺大醫院的會場聆聽，細谷教授演講內容中提到林可勝院長是「生理學的世界級人物」，相當推崇其地位。

　　另外，張先林主任有次機會介紹我給林院長認識。見面時他知道我是臺灣人，所以彼此使用閩南話溝通，我才曉得原來他國語雖不大流利，但閩南話卻講得相當好。

　　對於林院長在1949年隨國防醫學院遷臺，不久後即離職赴美一事，我覺得他已擔任過許多重要的職務，因此對於權位並不戀棧，所以願意將院長職務交由盧致德先生接手。以他的學養和研究能力，到美國藥廠擔任資深研究員是絕無問題，待遇也相當優厚。

　　張先林主任出生於1901年，1969年病逝。張主任過世後，原已前往美國求學發展的2個兒子，都不再回來臺灣，夫人聶重恩教授從國防醫學院退休後赴美，家人便沒有成員留在臺灣。我當主治醫師時曾見過張主任的大兒子，他那時是個中學生。

　　張主任是文忠傑教授在協和醫學院的學長，後經張主任的邀請而來國防醫學院任教，文教授經常向其請益並相互切磋。當時臺大的教授對張先林主任亦相當尊敬，如林天祐教授等人，1969年1月29日張主任因心臟病逝世，臺大醫學院和國防醫學院的師生不少人都趕赴張主任在總統府後面的住宅瞻仰儀容。

　　張主任去世後，學生們於忌日時便自動組隊到墓地掃墓，但日子久了就逐漸淡忘。我擔任國防醫學院外科學系和三總外科部主任後，每年適逢張主任忌日，即率領同仁一起至其墳前致意，至今歷42年而未曾中斷，以感念其知遇與照顧之恩情。

九、出國進修

　　我在1956年獲得學校的推薦，申請紐約中華醫學教育理事會（China Medical Board of New York, CMB）獎學金準備出國留學，欲前往美國伊利諾大學（University of Illinois）找Dr. Paul C. Bucy研習腦神經外科。張先林教授在協和醫學院的老師，亦曾是CMB主席的Dr. Harold Loucks得知消息後，遂親自相約面談。他建議我改往加拿大麥吉爾大學（McGill University）蒙特婁神經醫學研究中心（Montreal Neurological Institute, MNI），向院長Dr. Wilder Penfield學習腦神經外科醫術。

　　Dr. Penfield是位傑出的神經醫學、神經外科醫學領導人物，在美國約翰霍普金斯大學（Johns Hopkins University）、英國牛津大學（University of Oxford）接受醫學教育，於紐約哥倫比亞大學（Columbia University in

the City of New York）擔任神經外科學副教授。後接受洛克斐勒基金會
（The Rockefeller Foundation）的委託和資助，1928-1934年於加拿大麥吉
爾大學籌設創辦MNI，建立成為世界級專門的神經醫學研究及教學中心，
有志研修神經醫學的人員都會希望在此接受訓練。

在MNI進修的期間，度過兩次聖誕節，而Dr. Penfield在聖誕夜都邀請
我到他家裡一起聚餐，在場參與的還有多位MNI的主任、教授等人。能夠
獲此殊榮與肯定，帶給自己安定心理的作用，以及莫大的信心，面對困難
更有勇氣克服。

我非常感念Dr. Penfield的恩情，回國防醫學院服務後，仍不斷與其聯
繫。1985年曾寫信邀請他到臺灣來訪問，當時他已經80多歲，回信表示
感謝盛情邀請之意，但委婉述說年紀大行動已經不方便，無法親自蒞臨，
不過他的小女兒及夫婿將會到訪，屆時請多照顧。後來兩人自己開飛機如
約飛抵臺灣，我便竭力招待他們餐敘和安排遊覽，衷心表示對Dr. Penfield
提攜的誠摯回饋。

十、診治兩位司令的經歷

1958年我從加拿大MNI返國幾個月後，金門便爆發823砲戰。因金門
防衛司令部司令胡璉將軍，頭疼欲裂，所以陸軍供應司令部軍醫署楊文達
署長特別交代張先林主任，要我前往醫治胡司令。後來楊署長陪同當時少
校的我，從松山機場搭乘軍機一齊飛往，待砲彈稍停時立即降落，數輛吉
普車馬上抵達，我接到鋼盔戴上，趕緊跳上車直奔位於地下掩體的戰地指
揮部。我對胡司令進行仔細的檢查，但僅發現血壓比較高，未診斷出太大
的問題，應該是砲戰激烈導致他壓力驟增，而引起的劇烈頭痛。遂開些藥
物給胡司令服用，狀況便見好轉，於是他便招待我們一行人在山洞中享用
豐盛的晚餐，並歇宿一晚，隔天便返回臺北。

　　1974年12月陸軍總司令于豪章將軍，因爲搭乘直升機準備前往桃園視導演習，卻因天候不佳發生墜機事件。意外發生後，我受到指示，馬上爲于總司令仔細診察傷勢，但推估恢復的程度有限，不可能完全康復，會變成癱瘓。1975年1月，美軍從越南載傷兵的醫療專機，途經菲律賓，特地飛抵臺灣接送于總司令至美國治療，當時行政院蔣經國院長在機場送機。在中途島略爲休息與加油，然後抵達美國本土，前往在華盛頓的渥特雷陸軍醫學中心（Walter Reed Army Medical Center）接受治療，約在美國駐留1個多月的時間。整個過程中我見識到美國「空中醫療後送系統」（Aero-medical Evaluation System）的效率和最高等級軍醫院的水準，收穫非常豐富。返國後，我隨即向國防部高魁元部長、參謀總長賴名湯上將報告此行狀的狀況。現在回想起來，美國軍醫院的儀器設備較臺灣爲豐富，但治療照顧則與在三總相去未遠，我們僅差在醫療機制的程序沒有完全建立而已。可惜的是，即使以目前的醫療程度而言，于總司令的癱瘓情形，仍然無法避免後半生在輪椅上渡過。

十一、學院與三總任職的點滴經歷

　　因張先林主任的栽培，1951年我開始在臺灣腦神經外科醫療領域內探索，1953年曾與王師揆醫師一起聯名發表文章，後來陸續於臺灣醫學年會發表5例顱內腫瘤之手術成果。1973年參加於日本東京召開之第5屆世界神經外科醫學會，報告在臺灣遇到的1,200例顱內腫瘤及其手術治療結果之檢討論文，後亦持續在世界性神經外科或外科醫學雜誌發表論文，開創我國外科及神經外科醫師在國外雜誌發表論文之風氣。

　　自1960年代中期開始，由於我在神經外科領域的患者人數急遽增加，臨床經驗累積甚豐，臺大醫學院解剖學科鄭聰明教授遂要求我兼任臺大醫學院教職，每學期爲學生講授4個小時之神經解剖學，1967年起正式

擔任臺大醫學院解剖學科兼任副教授、教授，前後長達30年之久。此乃臺大醫學院與國防醫學院在多方面密切合作的原因之一。

由於國防醫學院積極與臺大、高醫、北醫等其他醫學院的互相合作、培養外校畢業生之動機使然，三總神經外科不論是腦部或脊椎、脊髓手術等，由臺灣其他醫學院校前來觀摩的畢業生人數日漸增多。因該母校醫學院附設醫院並無腦神經外科之設置，遂由學生父母、醫學院或醫院院長帶領下，請求國防醫學院、三總允許給予神經外科訓練，終於在無薪給之自費條件情況下同意，接受長達數年之久的訓練。例如現任衛生署邱文達署長中山醫學院醫學系畢業後，由父母帶他來我這裡學習神經外科，我當時是外科學系主任；還有高雄醫學院的前院長洪純隆醫師，乃由謝獻臣院長帶他來我這邊接受訓練。直到1980年代接受神經外科住院醫師之代訓，仍未曾間斷，此事為逐漸增添國防醫學院及三總與其他醫學院彼此的密切關係、合作無間之重要原因。

就任國防醫學院外科學系主任時，因外科學系尚包括婦產科、眼科及耳鼻喉科等部門的關係，如此規模龐大的組織，主治醫師以上之人員便超逾百人，身肩領導這批菁英的責任，令我行事不敢稍有馬虎和懈怠。就國防醫學院而言，是張先林教授身兼外科學系主任、榮民總醫院外科部主任及三軍總醫院外科部主任後，本人可說是第二人（因榮總及三總的的外科部各科主任都屬於國防醫學院外科學系，具有講師、副教授、教授之人員），同時兩院之人員極速擴展，體系十分宏廣，因此我從國防醫學院退休前之工作繁瑣，可見一斑。

另有一印象深刻之事值得提記。於越戰期間，美軍還相當缺乏能派往前線支援的神經外科軍醫。1960年代有位駐臺名叫Nixon的大兵，與同僚因細故爭執而打架，被打傷後遂昏迷不醒，送至當時之美國海軍總醫院（現今臺北榮民總醫院隔壁），由外科主任Dr. Purdy中校診斷出為急性硬腦膜外出血所導致（當時還沒有CT scan，但臨床診斷正確），急需進行

手術消除顱內淤血，但顱骨剖開移去大血塊後，由於周圍顱骨下造成的持續性出血卻遲遲無法控制，4至5小時內緊急輸血約1萬多cc後，仍然陷於困境無法處理，遂請院長Dr. Garland急電國防醫學院找我，請求協助能救其一命。接獲通知後，本人趕緊進入該院手術房刷手上手術臺，我判斷原因後，立刻著手處理。雖然該問題對腦神經外科醫師而言並非困難，但對一般外科醫師卻是嚴重難懂的困擾，約經半小時的手術處置後，即解決血流不止的狀況，該員傷兵也在隔天清醒，意識清楚並且已經能夠與護士言談。

十二、外科醫學會的工作際遇

1977年3月我們與臺灣大學醫學院神經內科洪祖培教授，以及臺大醫學院彭明聰院長、國防醫學院蔡作雍院長、陽明大學醫學院韓偉院長、彰化基督教醫院蘭大弼院長等人，約100多位的神經醫學專家，創辦了中華民國神經學學會，推動基礎神經科學與臨床醫療的進步。我曾擔任該學會之創辦理事長與第2屆理事長（1977-1981），同時亦擔任外科醫學會兩任理事長（1980-1984）。任內與國外各重要大學醫學院及醫學會取得密切聯繫，開啟我國醫學研究論文被全世界性的著名醫學雜誌接受發表之契機（當時尚未有SCI的名稱）。1979年在神經外科領域裡最著名的「Neurosurgery」（Official Journal of Congress of Neurosurgery）請求下，發表介紹當時臺灣神經外科學發展的歷史一文「Neurosurgery in Taiwan」，介紹臺灣的神經外科醫學，並於「Journal of Neurosurgery」（AANS, Official Journal of American Association of Neurological Surgeons）、「Surgical Neurology」等重要的神經外科醫學雜誌陸續發表論文，提升我國神經醫學在國際學術上的地位，帶領了不僅是國防醫學院，更推動國內及亞洲地區的神經醫學研究發展的風氣。

1980年被推選爲中華民國外科醫學會（後改名爲臺灣外科醫學會）理事長，任內爭取主辦東南亞外科醫學會（ASSEA, Association of Surgeons of South-East Asia，後改爲Asian Surgical Association）於1983年在臺北召開的第4屆會員大會，並亦成爲該會之會長。會前親自到香港、菲律賓、印尼等國參加籌辦事務的討論，使該次會議成爲創會以來最成功的學術交流大會，爲國際學術交流之提升盡最大的努力。

中華民國外科醫學會成立時，原本大家推舉張先林教授擔任第1屆會長，但他非常客氣地讓給臺大醫學院年輕的林天祐教授，因此林教授擔任第1、2屆會長；第3、4屆會長爲許書劍教授；第5、6屆會長爲盧光舜教授；我擔任第7、8屆會長。張教授的年紀大我22歲，林教授長我約10歲左右。

擔任外科醫學會理事長（1980-1984）期間，除了學會各種工作以外，重要的事蹟之一爲推廣「騎機車戴安全帽」。因爲當時機車數量逐年快速增加，而發生交通事故多半傷及頭部，爲避免車禍腦部受創的高死亡率，所以大力宣傳以安全帽保護頭部的重要性，當時的行政院孫運璿院長十分贊同。

十三、退休後意外出任衛生署署長

1984年自國防醫學院退休後，沒想到會在1986年元月14日被行政院俞國華院長邀請擔任衛生署署長，因爲我沒有衛生行政的經驗和背景。1985年12月俞院長兩次邀請我擔任該職，我曾經婉拒，但是再次被俞院長邀約見面時，被告知蔣經國總統已同意命令我出任衛生署長，所以我只能接受。在我之前並未曾有臨床的醫師出任署長之職。政府遷臺後，顏春輝先生爲第一任署長（任期1971-1974），臺南人，曾在北京協和醫學院求學。我前一任的署長是許子秋先生（任期1981-1986），他的專長在公

共衛生領域，本來在WHO的菲律賓機構工作，孫運璿先生擔任行政院長時找他回來。

擔當署長任內的期間，主要的施政措施概有下述所列幾項：

第一、為了要提升我國醫療之水準，以促進國民健康，制定重要之法律，包括醫療法、醫事法之修訂，以及深刻體悟培養專科醫師的重要與急迫性，所以極力倡導儘早讓住院醫師選擇分科，接受深度訓練，落實執照認證，以建立專科醫師之制度。

第二，研究推動護埋人員法、腦死判定程序以促進器官移植，並以法律保護器官移植醫師、有關人員及器官提供者之生命權，遂使我國之臨床醫療大幅提升，很多方面領先亞洲各國，成為世界先進國家之列。

第三，原初以行政命令施行「騎機車戴安全帽」政策，未久即透過立法強制騎機車之人員須戴安全帽，以保障生命安全，因此降低車禍死亡的人數約一半左右，甚具成效。

第四、大力推動戒菸運動，最初由衛生署內除了吸菸室以外之地方完全禁菸，以行政命令為此。此一作風很快得到當時行政院俞國華院長及國防部長之配合，由行政院院會（星期四上午）及院內完全禁菸，同樣地在國防部內亦完全禁菸之措施，亦得到民間戒菸團體，像董氏基金會之大力倡導，以致後來全國在公共場所禁菸的法律成為可能。

第五，沙烏地阿拉伯及南非等國家，我國都有派遣援外醫療團。許署長時期，主要由臺大醫學院派遣醫師團隊，前往協助當地的醫療體系。由於待遇相當優渥，不少年輕醫師都願意嘗試。後來在我當署長期間，臺灣醫師的待遇普遍提高，所以臺大醫學院的畢業生比較傾向留在國內，而不大願意再到那些地區幫忙。因為援外醫療人員的數量驟減，於是我與國防部軍醫局及國防醫學院商量，馬正平將軍當時為軍醫局局長、尹在信將軍為國防醫學院院長，兩人對我的意見都十分尊重，全力配合我國援沙醫療工作，遂同意由國防醫學院奉令派遣醫師前往支援。我曾兩次親自帶團訪

問，接受我國臨床醫療援助的沙烏地阿拉伯、南非等國家，促進與該國之有好關係，簽署重要合作文件，該國亦派遣衛生部長來臺訪問，增加彼此之友好關係。

第六，爲了許多因患疾病而得不到正當有效醫療照顧的廣大民眾，開始規劃全民健康保險制度。在衛生署內各單位緊密合作下，數次邀請世界各國之專家們共同討論該制度可能遭遇的缺失及困難程度，期望該制度實施後能長期照顧全民，並推動醫療機構的定期評鑑，以符合提高維持病患受到照護的量與質，讓各級衛生醫療行政單位人員都實質參與1990年3月召開史上第一次全國衛生行政會議，以檢定後來全民健保的創辦。

許織雲教授口述訪談

時　　間：2012年1月17日（二）10：00-11：30
地　　點：臺北市中正區思源街（許宅）
口述人：許織雲
與談人：張家聲
訪談人：郭世清、林廷叡

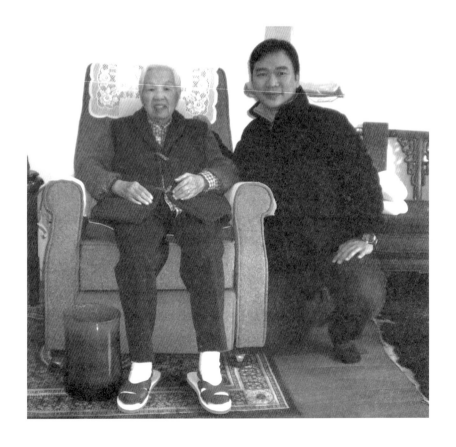

許教授個人簡要略歷及口訪內容

　　許織雲教授，1915年浙江溫州出生，祖父畢業於日本帝大，為中國農民銀行創始人之一，父親亦為銀行家。許教授在家中排行老大，有四位弟弟。中學送入北平教會學校篤智女中，以優異成績保送燕京大學生物系。1937年中日戰爭大規模爆發，許教授為燕大三年級學生，被父母召回逃難，在漢口為避免學業中輟，借讀武漢大學。

　　當時常參加各種反日的示威遊行，某次因演練夜間游擊戰發生意外險喪生，於是重返淪陷區的燕大繼續學業。後來遇有男女同學在校內外發起學生運動、學潮時，許教授總是告訴他們活動時要謹慎小心，尤其特別是女孩子。在美國的庇護下完成學士論文發表，以瓢蟲為對象進行遺傳研究。1940年畢業後考取燕大生物研究所，主修遺傳學。1941年論文完成，未及碩士論文口試，即因協和醫學院解剖科用人甚急而進入該院工作。

　　許教授在協和醫學院跟隨Dr. Fortyne從事研究，他交代許教授想辦法將實驗室小白鼠身上之恙蟲消滅，許教授遂由研究恙蟲的生活史著手處理，不久便解決此一問題。

　　同時進協和醫學院的梁序穆教授為翩翩書生，祖父曾任滿清兩江總督，父親為廈門工業學校校長，兄長梁序昭將軍為國府海軍總司令，後隨政府撤退來臺。大學時兩人皆專攻生物學，因此即已知曉彼此。梁教授利用兩人同在協和的期間，經鍥而不捨追求許教授，終於獲得美人芳心。

　　梁、許兩人皆為愛國青年，而北平已經淪陷，因此時時受到日軍監視蹤跡，行動非常不自由，即使在1942年舉行結婚典禮時亦是嚴密被監視。婚後遂決定到大後方參加抗日活動，經歷1個半月的艱辛逃亡生活，終於進入四川成都。夫婦因有協和醫學院的合約，得以暫時任教於中央大學醫學院，生活暫得安頓，也趁機完成論文口試，取得碩士學位。

　　半年後受廣西大學之邀聘，欲前往任教途中，在貴陽遇到軍醫總監林

可勝中將及衛生人員訓練所生態系林紹文主任。在兩人的勸說下，正式投筆從戎於衛訓所服務，官拜少校。

1945年抗戰勝利後，國防醫學院成立，夫婦通過院方考試赴美深造。初到Brooke Army Medical Center（BAMC）at Fort Sam Houston受爲期3週之初級軍官訓練，旋赴密蘇里州聖路易華盛頓大學（Washington University in St. Louis）醫學院解剖科進修。梁序穆教授學大體解剖，許織雲教授學顯微解剖，該科主任Dr. E.W. Cowdry爲前協和醫學院解剖科主任，相處倍感親切。1948年許教授獲得博士學位，但忽接林可勝院長電報，催促儘速返國，遂搭船返上海。返國後因內戰局勢逆轉直下，夫婦再隨院方遷臺。

遷臺初期於水源地校區，夫婦皆任教於生物形態學系，生活艱困，研究成果非常有限。1960年獲得中華醫學理事會（CMB）的資助，赴美至紐約愛因斯坦醫學院（Albert Einstein College of Medicine）進修，主要向Prof. Etkin學習蝌蚪變性之研究。

梁教授自1946年至1977年擔任系主任，於1973年爲提升研究品質，學院購置由美國進口的第一台電子顯微鏡，同時也是臺灣的首例。許教授因而得以利用此設備進行蝌蚪的生殖醫學實驗，專心致力於雌雄性別轉變研究。後來許教授接任系主任，任期自1977年到1980年。1985年許教授70歲退休，仍繼續於實驗室帶領蝌蚪小組成員。

梁教授與許教授育有2子1女。長子爲民在美國發展，夫婦在臺灣與二公子艾民同住。自宅客廳懸掛1979年9月28日教育部朱匯森部長贈送之兩塊匾額，內容爲紀念夫婦兩人任教40週年，表揚夫妻倆人在國防醫學院身體力行言教、身教、境教和制教「四教」，成爲學生的模範榜樣。梁、許夫婦教過如文忠傑教授之子（M59期）的文良彥，與同班同學李賢鎧、沈國樑院長，陽明大學解剖學及細胞生物學研究所古宏海教授、新黨主席郁慕明等人。

　　許教授晚年深居簡出，2004年9月18日文忠傑教授獲頒學院名譽博士暨榮譽教授，並歡度百歲誕辰，許教授曾專程至內湖校區現場觀禮。另外，因篤信佛教，沈潛於佛學，於自宅另闢一室供作佛堂之用。

　　許教授追憶關於協和醫學院往事，提及數點：第一、劉瑞恆曾擔任協和醫學院院長（任期1929-1938）；第二、林可勝院長國語說得不好，平常多用英文和大家交流，但因為他是廈門人，有時會用閩南話與懂此方言的同事互相對談；第三、盧致德院長將協和醫學院的精神帶來臺灣根植，對學術研究、臨床診治、手術開刀等方面，都是嚴謹而扎實的訓練，培養學生全方位的能力；第四、在協和時即見過盧致德、張先林、文忠傑教授等人。

張家聲總務科長口述訪談

時　　間：2011年12月15日（四）15：00-16：30、
　　　　　2012年 1月17日（二）12：00-15：00
地　　點：通識教育中心郭世清教師研究室、臺北市中正區思源街（張
　　　　　宅）
口述人：張家聲
訪談人：郭世清、林廷叡

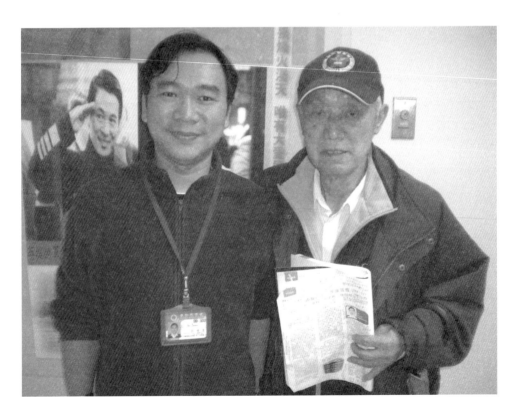

一、個人經歷略述

　　我1930年出生，早年軍旅生活於陸軍84師登步部隊服務。1956年在馬祖擔任排長，1966年擔任師部連連長，前後共待16年之久。1968年來到國防醫學院服務，起先擔任學生的隊職官，與學生相處約有10年之久，後調任總務科長。40歲升中校，當中校14年，於1985年54歲於任內退伍，後仍擔任學院僱員。數年後，親戚邀我至高雄專賣牛排的美食店擔任經理，大概經營3、4年便回到臺北。返北後到老人安養院工作，持續4年，現在則是晚上到照顧精神障礙者的療養院擔任義工。國防醫學院校友會頒給我榮譽校友證，我覺得十分光榮。

　　初到學校服務，當時學生分為9個隊，我當學生第9隊少校隊長，負責考核學生平時日常生活的操行成績，占學年總成績之30%。當時有很多社團，各配有社團輔導老師，主要職責在避免學生活動時發生狀況。我便被分發到文藝社，當年曾邀請薇薇夫人來為學生演講，啟發文藝思維，當時並留下合影紀念。事過境遷後，數年前我恰巧有機會拜訪她，她感覺我似乎在那兒見過，但一時無法回想起，我便將過往拍的照片拿出來看，她甚為驚訝，遂留下這麼段趣事。

　　早期校內風氣封閉保守，不准學生跳舞、蓄髮，嚴重違規者會被記過處分。學生為了抗議頭髮長度不得超過3公分的規定，還發起過「護髮運動」。我勸告學生，爭論頭髮長短的規定並無多大意義，注重頭髮底下腦袋瓜裝的東西才是比較務實的作法，但我尊重學生們的想法。

　　文藝社的學生希望學校核准刊行《源遠》雜誌，即是現今校友會《源遠》季刊的前身（2001年創刊）。他們要求一定要在1969年1月23日那天出刊，並作為社團的成立紀念日，此事件在院部還引發過熱烈的討論。我還保有當時用蠟紙刻的舊版刊物和院部會議討論記錄，以及醫、牙、藥、護理等系及高護班的學生都有代表的簽到簿等資料。後來，院方最終決定讓《源遠》月刊在1月23日發行。

我當時還要求同期的學生要互助合作，成績好的同學要當小老師，協助輔導成績較差同學的課業。因為在大小考試和補考前不斷衝刺，所以M73期的留級率與退學率皆大幅降低，他們非常感激我的作法，挽救了許多人渡過畢業困難的危機，同時培養學生的認同感與向心力。

我和太太曾到臺中參加M67期校友畢業30週年紀念聚會，並頒發獎牌給陳宏一將軍，當年他升少將。另外，M68期魏崢與閻中原等，都是我帶過的學生。

二、學院早期人物追憶

林可勝院長因將美國援華會的藥品物資提供給共產黨使用，差點遭到槍斃的處分；盧致德院長畢業於協和醫學院，第一次世界大戰時，於英國軍隊擔任少尉醫官。盧院長與許雨階教授一同外出團體用餐時，必定先請許雨階上座才就位，不僅是一種禮節與倫理，更顯示許的地位與輩分之高。許雨階的兒子許福緣，成大建築系畢業，其妻于陵江為將軍之女，他們現住於學人新村盧致德院長配給之宿舍。許雨階的孫子許度，政大畢業，服務於金融業。我太太曾在愛德幼稚園幫忙帶小孩一段時間，許度也在其中。我當總務科長時，負責許雨階過世後出殯、安葬等事宜。

范秉真教授為許雨階的得意門生，國防醫學院（M40期）畢業，成績優異獲得留校任教，後轉至陽明醫學院。許雨階保存的多數資料大概都交到他手上，但2008年已過世，若要持續追蹤線索，可能得找陽明醫學院畢業的兒子范宇平。

梁序穆與許織雲夫婦，皆為協和醫學院進修。前海軍總司令梁序昭將軍（1903-1978）為梁序穆之兄長。梁許夫婦的兒子目前與我住同一社區，他並擔任社區主委，甚常往來，交情頗好。

柳安昌教授講課非常嚴格，其他老師考試的成績60分可以及格，但

柳教授的成績未達70分以上別想過關，因此不少學生被刷掉。長子柳桂曾任教學院生物學系，其妻為學院高級護士班畢業，藥學系劉壽文教授也是學院之一寶，其子劉毅畢業於學院醫學系，後任職榮總。

徐梅鄰少將為任期1975-1976年的政戰部主任，其女徐小梅女士曾在院內人文社會科擔任講師，教授國文。

三、結石開刀的回憶

第一次膽結石發作，當初不曉得病因，只覺得非常痛，到三總掛急診，魏崢看完我的病歷表，告知我不要照胃鏡，應該要做斷層掃描。但當時三總還沒有此種儀器，僅榮總有，便轉診過去。恰巧有位在榮總擔任放射科的主任，以前在學時雖不是我隊上的學生，但因訂婚時有協助過他，他對我非常禮遇。結果照射後發現是散狀沙型的膽結石，必須要開刀取出。當時要幫我開刀的是沈國樑醫師，他剛從德國取得博士學位回來，年紀還相當輕。開完刀3年後又發作了，這次發現是在膽管與肝管裡面，更是痛到受不了，再度接受沈醫師的開刀，整個手術過程從早上8點到下午4點，非常漫長。後來我過70歲生日，許多學生共同為我舉辦慶生會，當時邀沈國樑院長來參加，他致詞時開玩笑的說賞了我兩刀，一時成為趣談。

童吉士教育長口述訪談

時　　間：2013年2月6日（三）15：00-18：00、
　　　　　2013年3月6日（三）10：00-13：30
地　　點：國防醫學院6樓生理暨生物物理學科王世濬教授紀念室（6109 R）
口述人：童吉士
訪談人：郭世清、葉永文、林廷叡

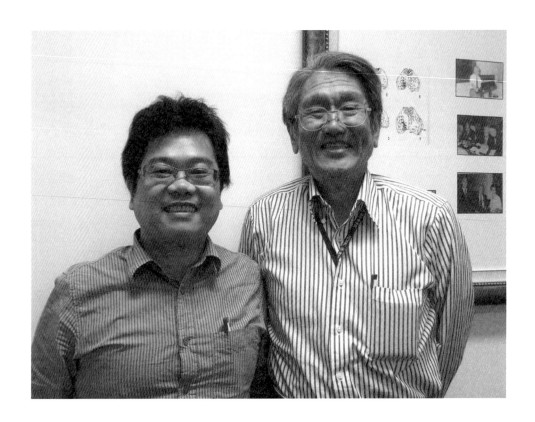

一、個人背景與求學經過

我年輕時就讀臺北市成功高中，分組時選擇甲組，即廣泛通稱的理工組。成功高中當年有兩個班是實驗班，篩選參加大學聯考的菁英學生班級，我是其中理工實驗班的學生。我那一屆班裡有2位同學投考醫學院。後來輾轉知道同班同學只有自己進到醫學院的醫學系就學，另一位同學則考進臺大動物系。

二、選擇國防醫學院就讀之動機

我是1968年進國防醫學院。為什麼要進國防醫學院？這與我的家庭背景甚有淵源。我出生於軍眷家庭，父親是陸軍官校出身。父親的家族，從伯伯到叔叔，兄弟3人都是陸軍官校10幾期的畢業生，可算相當早期。父親是陸軍官校第12期畢業生。

父親在抗戰軍興，準備往後撤退之前，他是第三批的陸軍官校轉到空軍的人員，接受航空偵查班訓練，負責領航員任務，對他而言這是個重要的人生轉折。因為父親的緣故，所以我從小就在空軍眷村長大，他後來到了臺灣，在空軍任務結束後，進入空軍高砲部隊擔任指揮官，經常調防於臺灣本島及外島間。是故，小時候我很少有機會見到父親，軍眷家庭生活只能算是小康。

在那個年代，父親沒能在家裡，家裡小孩的整個教育責任盡落在母親的身上。母親是蘇州人，家族在當地是書香世家，我的外祖父是挺有名的國畫家，曾經跟張大千學國畫。母親學的是護理，協和醫學院畢業，到臺灣的初期，她沒有從事護理工作，一直把我們養育到大概高中以後，她才開始再回到本行，在眷村裡面擔任護理，隨時幫助需要照護的人家，所以眷村鄰居都很熟悉我們家庭。

母親在大陸有1個大哥，是以前東吳大學的教授。大舅的專長領域是

有機化學，具有製藥方面的技術，所以據母親所述，早期除蟲菊藥物是由大舅開發出來的。在1997年左右，他特地送我一本著作，那時他還是華東師範大學的教授，現已經退休。

還有兩位阿姨，跟醫療領域有所關係。一位大阿姨念的是醫學，協和醫學院出身，專攻婦產科。她追隨早期的一位很有名的婦產科醫師，名字叫林巧稚，我還特別跟大姨丈問了一下，臺灣這邊大概不清楚這位醫師，但是她在大陸上很有名氣。因此在中國大陸1948年以後，大阿姨主要從事婦產科醫師職業。我母親在家裡排行老六，專精護理學。還有個三姐，我的三阿姨，也是就讀於醫學院，現已經過世了。三阿姨鑽研的是腫瘤外科學，也是非常有名氣，畢業於浙江大學醫學院，未過世前還在杭州某醫院任職。母親家族裡的濃濃醫學氣氛，對我的成長過程有潛移默化的作用。

大學聯考結束後，我怎麼會進到國防醫學院呢？其實我已經先考上民間大學了，我還記得考上的是應用數學系，當初如果進到該系去就讀，現在可能就會在電腦資訊業發展。那時候軍校聯招和大學聯招兩個系統是分開進行的，軍校聯招我只填了兩個志願，一個是那時候大家都比較有興趣的中正理工學院機械工程系，第二個就是國防醫學院醫學系。軍校聯招的題目考出來後，我覺得自己考得不錯。

軍校聯招放榜後，自己的確名列前茅，是全軍校第十五名，但是不知道國防醫學院為何沒有通知我入學，當時我已經進到臺中烏日的成功嶺去受訓了，接受了8週的訓練後才知道此事。父親的職業軍人身分給我很大影響，加上那時候家庭也不算富裕，家裡還有弟妹正在求學，弟弟2年後馬上就要考大學，妹妹也是不久後便要面臨升學考試。我想如果進到軍校念書，一切費用都是由國家負責，這樣能把原本該花的費用省下，留給弟妹使用，所以我就決定選擇國防醫學院就讀，從成功嶺退訓回來臺北，補行報到手續。

三、醫學系M69初期在學狀況

　　當時的臺灣，榮總與臺大是兩大醫院。榮總與國防醫學院屬於英美體系，臺大較屬於德日體系。我母親因為協和醫學院出身背景，受過美式醫學教育的薰陶，所以一直鼓勵我學醫，因緣際會下，我終於進入國防醫學院，沒多久馬上就被送到坪林三中心服入伍訓練，已經忘記確切時間。因此，國防醫學院入學前後，我在部隊受訓過兩次，此情形大概和一般同學來得不同，受訓經驗比較豐富。我進學校時，院長是盧致德先生。

　　當時國防醫學院的醫科學生只招男生，可分成三種身分，軍費生，代訓生和僑生，大概一個班級學生接近100位左右。我因為報到晚，所以喪失了選擇代訓生的機會。代訓生是協助榮民總醫院的措施，像現在榮民總醫院的幾位副院長都是我的同班同學。僑生主要來自於香港、馬來西亞、印尼，還有韓國等四個地方。我在大學求學的時候，最要好的幾位同學其實都是僑生。三種身分學生一同接受軍事化管理，上課紀律要求嚴格，求知慾望都很強烈。我不知道你們聽過沒有？早期醫科學生念書要過三關，即是三個理科。第一是生理，包含生物物理，第二是藥理，第三是病理，這三理只要順利通過，就到了四年級。五年級為見習醫生，六年級是實習醫生。

　　整個求學過程，我感覺很少有寒、暑假的時間，因為空檔都會安排軍事訓練課程，所以跟外面大學生比起來，幾乎沒有自己的時間，生活步調十分緊湊。當年每期班100位同學之中，差不多有90位同學畢業，不少會被淘汰，即是退學，另外不少會降班到下個期班。我入學的期班是醫科68期，同時間其他期班有牙科27期，藥科55期，護理系21期。當時還有醫學專科班和高級護理職業班，醫專班的學員年紀都大我們一輩，很像自己的兄長或者父執輩；高護班大概是22期，這是我1968年進學校的概況。

　　為何我入學時是醫科68期，卻跟著69期畢業呢？因為就讀期間我受

過很嚴峻的挫折，即是降了一班。剛進學校時，功課一開始就非常地緊湊。第一年延續高中所受的理工教育，我在數理方面還比較容易接受，雖然聽學長說物理是很恐怖的一門課，但物理我卻順利通過，分數還蠻高。記得當時分析化學實驗課考試都是實地操作，當場報告，解釋組成物質沉澱所產生的顏色變化。我的實驗成績都不錯。

一年級和二年級上學期，物理、化學、生物化學等科目，我都順利通過，解剖、神經解剖等重點學科，也都得到不錯的成績，因此就開始鬆懈下來，到了二年級下學期狀況就出現了！剛進到大學貪玩習性未改，加上母親思想相當開放，教育子女的方式不要求死啃書。記得經常在放假的時候，母親都會邀請同學，特別是僑生同學到家裡來玩，因為平常大家關在學校，休假的日子就好好放輕鬆。我後來就鬆懈了，以為一年級的理工課程都很容易，而且加上自己高中的成績也很好，所以有點輕忽。直到接觸生理學後，生物醫學的理論開始進入課程。念書時沒有什麼機制觀念，不像現在教科書有非常明白的解說，所以老師上課講解的各式理論基礎，我在首次接觸時，多半一知半解，靠上課一本薄薄的講義《生理學講話》自行摸索。

早期的年代，學院的師資群非常優秀，都是大陸過來的醫學菁英分子，尤其是在基礎醫學領域，我現在還記得幾位有名的老師。但是，在上課方面我卻有個大問題，在於老師的口音，南北各式口音都有，聽起課來十分吃力。這裡講個笑話，我在學習生化時的某位老師，他在講授酵素的時候，特別喜歡用英文Enzyme而不用中文「酵素」兩字。我聽了將近半個學期才瞭解原來Enzyme就是酶，也就是酵素。我唸生理學時，在幾個對我影響比較大的老師中，柳安昌主任是同學最怕的一位，但印象中柳主任只教我們幾個月的課就退休了，不久之後便由蔡作雍老師接任，他後來一路歷練到院長和中央研究院院士，當時亦有不少年輕老師剛從國外回來，譬如尹在信和盧信祥老師。

四、遭受降級挫折與奮發圖強

　　我在一、二年級念書態度常以高中的背誦、囫圇吞棗的方式進行，硬塞而不懂得思考和分析，用死記的方式背誦各種定律，根本沒有正確的邏輯觀念。所以會降班的原因主要要怪自己。另外原因就是結交了女朋友，就是我現在太太，她是護理系21期學生。

　　當時學則規定考試一科不及格就得降班，我記得很清楚當初應考生理學的情形，試題是全部選擇題型，很多問題只靠死背的話鐵定會錯。考試結束後還自認為一切順利，可是沒多久成績公佈，我至今仍然不知道為什麼竟然離譜只得57.5分。暑假知道成績結果後，心想情況不對，要被降級一班，實在痛苦得不得了，於是希望老師能夠給我補考的機會，其實也沒有什麼補考機制，就是盡力找尋挽救的可能性。我於是請求蔡作雍老師高抬貴手，記憶中好像並找過不久前才退休的顏茂雄老師協助，那時候他才剛到學校當助教。他們後來出了一道很靈活的題目，要我自己到圖書館去找一篇與自主神經系統有關的論文閱讀，再寫份讀書報告。我懵懵懂懂，不知道怎麼去蒐尋論文，到圖書館胡亂找篇文章應付，沒有弄懂實際意義，只是重頭到尾翻譯出來便以為可以交差，結局當然可知！然而，當時怎麼也沒想到，自主神經系統反而成為我畢生研究的主要興趣！

　　因此，遭遇人生第一次重大挫折，而我的女朋友她成績不錯，順遂升級，頓時心理挫傷如排山倒海般驟臨。記得那年恰巧是阿姆斯壯完成登陸月球的壯舉，電視正在報導新聞，當天晚上我坐在家裡院子，望著月球，心想要不要離開國防醫學院，再回理工的領域，準備打退堂鼓，而心裡面又是依依不捨，想到既然已經選擇念醫學，就此放棄實在可惜。我的雙親，特別是父親，一直給我打氣，告訴我下決定前要慎謀能斷，抉擇之後就不要輕易放棄。他說我不是笨，母親的家族都是學醫的，憑資質接受薰陶不可能學不來，是什麼原因造成的今日的景況，需要自己審慎反省。然後說，假設你認為自己很笨的話，人家念一遍書就通曉，那你就念十遍，

而且要追根究柢。

我母親後來重拾護理事業。我在學院念書時，她已經在私人醫院工作，醫院負責人是很有名的國防醫學院老前輩，醫科47期的沈彥與王慧醫師夫婦。沈彥醫師曾任臺北榮民總醫院第二任心臟科主任。我母親因為在他們醫院工作的關係，因此他們夫婦對待我像家裡親人似的，所以母親就拜託他們來激勵我，兩位大夫鼓勵我不要灰心，同時送了幾本自己根本買不起的精裝書籍給我念，包含生理、病理、藥理等領域。

接受降班結果之後，我還跑到教務處找當時譚增毅處長，我跟他說，自己一、二年級沒有好好念書，但請你們相信我，爾後我必定好好用功，我也不知道哪來的勇氣去跟他講這些話，譚教務長給我安慰一番。離開教務處後，前往圖書館旁邊的游泳池，我在裡面躺了一整個下午，直到晚點名才回隊上。心裡的挫折感，大到無法言喻。

陪伴我度過難關的因素，除了父母親和長輩的溫暖關懷外，就是太太的不離不棄和持續鼓勵，還有幾位很要好的同學後面不斷鼓勵與加油打氣。我有一位非常親密的韓國僑生同班同學—于鎮煥，他後來是省立臺中醫院的婦產科主任，現已退休。他的侄兒，甚至2012年才畢業的姪孫，家族三代都從國防醫學院畢業。因為僑生的關係加上我倆際遇相同，學校放假的時候，我母親經常請他到家裡來玩。另外，我還有一個很親密的醫科66期學長—楊更生，後來改名楊士新，一路帶領我到四年級。他們兩位對我影響特別深刻，我終於突破了心理與課業的關卡，我後來反而對醫學生理學產生高度興趣。直到今天，我們家庭每年都還會聚會。

決定繼續留在學院後悲傷的情緒，馬上就昇華成動力。我有幾門課之前雖然已經通過，但不見得打下良好基礎，與其浪費時間，我再來重新念過，譬如神經解剖學。再讀過程中，我甚至還像個小老師般教導太太，榮譽感油然而生，書念得更是得心應手。再修生理學時我已經抓到訣竅，我將以前不懂的問題拿去請教老師，從哪裡跌倒，就從哪裡起來。因此，我

後來的學習狀況相當理想。第二次念生理學後成績很好，藥理學的成績也在全班大概前面幾名。生理、藥理順利通過後，病理學也就跟著一路順下去，對自己的信心逐漸恢復。

五、醫學生的在校日子

早期國防醫學院學生軍事化管理，我們上課總是衣著整齊，吹號打鼓的列隊走進教室，記得不時會看到大隊指揮官跟著抽個煙斗的老院長盧致德先生，站在蔣公銅像前看我們列隊行進。低年級學生都是團體生活於校園內，平常無特別原因不准任意外出，大門口隨時皆有執勤衛兵站崗盤查。所以學生活動空間不是到圖書館、教室、操場，就是在寢室裡面，直到晚上集合點名，唱完院歌、吃完晚點，熄燈為止。

學校當時的圖書館規模甚小，提供的閱讀空間有限，學生們經常要展開搶位子大戰。以前所謂搶位子，就是一早留置數本教科書準備晚上閱讀的座位，而不像現在是為了查找文獻資料。那時候搶座位，多數為成雙成對，而且不少如今都成了夫妻，例如我跟我太太就是其中一對，雖然我晚了太太和其他同學一個期班，但大家也不見笑。我們經常搶到位子，兩人就坐在一起念書，相輔相成、互相鼓勵，66期的楊學長也經常到圖書館來指導我們讀書竅門。

低年級學生在基礎醫學念書階段，非常羨慕五、六年級學長。學校裡大部分的學生穿軍服，肩頭橫槓愈多代表年級愈高。直到見習醫生階段，經由三總、榮總回來，就能穿白色的醫師袍。看到這些白袍學長，低年級學生真是覺得每天度日如年，真希望穿白袍的日子快快來到。66期的楊學長剛開始邁入臨床實習的階段時，我沒課時會跟隨在他身邊當個小見習生，他去為病人靜脈注射、換藥時我跟著，一路跟他到榮民總醫院。不久後他正式穿起白袍變成一個合格的醫師，我也進入見習醫生學生階段。

二年級的關卡度過後，我生理學的基礎很優秀，記得當時美國海軍第二醫學研究所在臺大附近，每年暑期都會開辦醫學生的研習營，類似現在國科會鼓勵醫學生進實驗室的情形差不多，班裡選出7位學生，我便是其中一員，包括現服務於振興醫院的葉明陽醫師，以及亞東醫院外科醫師張克中等人。從那時起，我對於「研究」開始萌生概念，到了六年級，實習我選擇榮總系統。

榮總早期的醫師多由學院支援，因此我到榮總時遇到多位令人印象深刻的老師，包括丁農、盧光舜、羅光瑞等諸位老師。國防醫學院在我那個年代，無論在臨床或是基礎，學生所接受教育、接觸的老師，個個十分優秀。在醫學教育方面，各領域同時擁有多位大師級的老師授業，讓學生接受醫學專業與醫德倫理之潛移默化。

六、畢業後留校擔任助教

1975年我畢業了，實習結束那年，剛好遇到蔣公過世。蔣公過世的時候，我還記得當天正在榮總婦產科值班，該日晚上真是風雨交加，而他就停柩於榮總。第一時間知曉此不幸消息後，不久我和于鎮煥同學便一起到靈堂去向老總統拈香磕頭，印象猶新。

我畢業以後馬上考取兩項醫師執照，除了國內的醫師證照，還有美國ECFMG證照，稱謂美國海外醫學院畢業生的檢定證照，僑生同學多半都會應考此證照，然後去美國執業。我畢業時，太太已經先我3年畢業了，她已經是少尉，早就在部隊裡到處輪調。我畢業成績優良，獲得留校擔任助教的機會，有兩個學系可以做選擇。因我逐漸對基礎醫學產生興趣，首先找到生理系。生理系當時在柯柏館有實驗室，我獲得尹在信老師約見，我對尹老師說自己想再進一步精闢瞭解生理學，而有興趣的領域，一個是心臟血管，另一個是精神神經科學。尹老師鑽研的範圍是行為認知醫學，

屬於精神科領域。我希望尹老師能給機會，留我做助教，尹老師要我先回去等通知，待他們檢視成績後再做決定。我的另一個選擇是物理醫學系，所長是陳光耀老師，他是放射治療方面的專家。我向陳所長說有意願留在榮總的放射治療單位，請他考慮看看。其實後來他們兩個老師都打算留下我，而我幾經考量後選擇了學院生理系，於是展開醫學生涯的第二段人生旅程。

　　當初篩選進去生理系擔任助教的過程相當嚴謹，起先要經過數場口試，錄取之後還要接受教學方法的訓練，我從而體會到本院醫學教育的風格。國防醫學院早期教育環境都是美式醫學教育主流。我們今天所謂問題導向、整合教學的方式，其實當時學校都已萌芽。

　　生理學是醫學的基礎，諾貝爾獎設立的正是生理學獎。生理學系的前輩老師幾乎都具有醫學士和哲學博士雙學位，教學、研究和行政歷練都非常豐富，學術地位非常崇高，我畢業時，蔡作雍老師接任院長，尹在信老師是教務處處長。早期稱謂生理學系，是因為三軍總醫院當時還未併入，大概在1983年以後，三總成為學院的教學醫院，因此以前學系改為學科，科（所）合一，公文上面開始稱呼生理學科或者生理學研究所。我剛進去時研究心臟的盧信祥老師為系主任，盧主任教學很認真而要求頗嚴肅。盧主任曾要我將所有從中國大陸帶來的生理儀器，全盤清點清楚。對於這些老舊裝備的帳籍資料，我和李繼樸管理員建立了一套財產登記卡片，那是件大工程，此經驗後來對我受益無窮。另外，當時系裡面上下每層級的教師間，彼此都有應盡的責任與義務，教授對副教授、副教授對講師、講師對助教，一級級的管理和要求。助教上面又是長官，又是教授，又是老師，所以壓力挺重的。

　　我選擇在尹老師的實驗室學習行為生理相關研究，所以算是尹老師實驗室的嫡系弟子。除了國防醫學院外，尹老師也是國內行為精神學界開宗大師之一，亦是精神科醫生，後來一直在基礎醫學界努力耕耘，應該是臺

灣行為心理、生理醫學界的老前輩。尹老師那時候與幾個民間學校有深厚關係，支援授課教學，包括政治大學、師範大學、中原大學等。因此，尹老師實驗團隊裡，研究生或助理很多都是這些學校心理系出身的畢業生。雖然心理和生理教學和研究領域不同，但由於他搭起橋樑之故，至今兩個領域建立很好互動關係，尹老師厥功甚偉。

大概在生理系擔任助教第二年，青年才俊的陳幸一老師回國，我又跟陳老師學習循環方面的有關研究。我在尹老師的實驗室研究對象是猴子，而在陳老師的實驗室則以狗進行實驗，這些實驗的接觸讓我對生物醫學有了更深入的理解。生理學是什麼？生理學就是探討維持恆定的學問。恆定是一種回饋，有刺激便造成反應。反應返射回來針對刺激進行修飾，稱之為回饋。回饋觀念運用到正常的生命現象當中，許多生理機制、作用邏輯關係就陸續出現，這是我獲得的新觀念。

生理及生物物理學系，當時包括生理和藥理兩學組，所屬生物物理學又包括現在的醫學工程、物理和微積分等學組。後來藥理、醫學工程陸續分出成立獨立單位，1979年有4位教官被分配到藥理學系，而我是其中之一，成為第一任的藥理學系助教，即今日之藥理學科，跟著李賢鎧老師，他是第一任藥理學系主任。爾後直到升等教授之前，我都是在藥理學科任職，直到1990年才又回到生理學科。

我留校當時並沒有太大的遠程抱負，心想反正已有醫師資格，退役後可以自行開業，在學校有個從事自己興趣的工作就滿足了。雖然太太在部隊服務，但至少我們有個生活安定的環境，畢業當天晚上就是我倆結婚的日子。我結婚時，蔡作雍老師已經接任學院院長，所以蔡院長主持我們的畢業典禮。八卦園畢業照相時，我鼓起勇氣找機會站到蔡院長身旁，對他說我留在生理系當助教，晚上要舉辦婚禮，邀請他來參加婚禮。沒想到蔡院長那時個性頗為嚴肅，隨口便問我報准了沒有？因為當時結婚要呈報核准才行。我心裡面著實憂心沒有符合規定，晚上婚禮時候心裡還七上八下

惦記著。

我留校當時，前面一位醫科學長即是陳幸一老師（61期），我是69期，一個頭一個尾，中間7、8年空窗都沒有醫科畢業生留在系裡面。因此，像個寶貝似的，生理系老師都很看重我；然而，愈加看重我，我的心理壓力也就愈大，他們嚴格訓練我，生理和藥理的實驗課程多半歸我主帶，負責示範實驗時麻醉、手術、施藥、電擊等每個步驟都不能出錯。實驗進行當中需要即時推論反應結果，沒太多實驗課本參考，一本姜壽德老師撰寫的實驗手冊則是我主要使用的工具書。我用錢買了數冊彩色解剖英文圖書，另有一些英文課本則是合記書局所贈送。

我在尹、陳兩位老師門下學習。陳老師進行狗感壓反射研究，所以我獲得循環恆定的觀念；尹老師進行猴子的認知辨別行為研究，所以我獲得情緒動機恆定的觀念。我學了很多不同的實驗技術，在尚未出國的4年之間就已經有兩篇重要的國際性論文著作發表，一篇刊登於美國行為生理學雜誌，一篇則在美國生理醫學雜誌。他們兩位老師間接讓我這個助教累積寫作經驗，特別是尹老師，已經給我機會文章掛名第一作者。

當時的生理系師資多為青年才俊，整天大家不是在上課，就是在做實驗，努力發表論文。那時沒什麼電腦，寧靜的夜晚，每天吃過晚飯後，你經過生理大樓就會聽到裡面劈哩啪啦的打字聲音，交響樂團一般，很活力旺盛的學術氣氛。陳老師是美國密西西比大學生理學教科書主編A. C. Guyton的高徒。尹老師是美國賓州大學的博士，我任助教大概第三年時，尹老師曾經透過國科會，邀請一位重量級美國行為生理學大師M. J. Wayner由雪城大學來訪臺灣，該教授同時帶了2個博士後研究員同行。我負責接待，他們大概在臺灣停留了數個星期，使得我跟他們面對面的接觸時間頗長，才發現自己英文程度還真不行。自此之後，我逐抽空自費到校外學英文寫作，並準備托福考試。

話又說回來，前輩老師們學術榮譽高，又有醫學士和哲學博士雙學位

頭銜，好個遙不可及的標竿。他們一再鼓勵我出國進修，但是我意願不大，著實非常徬徨。一則我已獲得ECFMG執照，覺得已經有個合理稱謂的醫學士頭銜（M. D.），自認為學位已經夠高了，讀了7年的書還要再唸書，攻讀博士學位（Ph.D），心理壓力很大。另外，我覺得假如出國後無法達到老師們的期待，辜負大家的美意，我也會不安。我行事風格總願意說到做到，不願意輕易承諾。那時候我前後班同學都已經在醫院從事臨床工作，導致我又再度想打退堂鼓，不打算留在生理系，回到部隊裡去補資歷，畢竟做醫師是我投考醫學院的初衷。

我對出國之事感覺徬徨，於是去找尹老師表明意願，那時他是學院副院長。我跟太太一起去他家拜訪，尹老師對我說，你已經擔任助教4年了，如果想回臨床去，未來際遇不確定，但也沒有反對我的意願。我就向他道說心裡話，很感愧疚，希望得到諒解。尹老師問我為何如此認為，我就勉強的託辭一般，說自己已經有個醫學士學位，而且通過美國ECFMG證照，隨時可以拿出來用，做了4年助教，眼看再過6年，服務軍職10年到期就可退伍。尹老師則對我說，不要因為你現在還沒有到達那個地步就自我設限，論斷現在心裡頭的感覺。人生本來就有不同時期的挑戰，我的感覺和你的感覺就有所不同，當歷練過挑戰，獲得到更高學位，得到別人認同的時候，將會提升你個人的境界。我時當聽不懂什麼是「提升境界」，但人生愈年長，回想起來，覺得很多境界真的跟以前年輕，不同時空底下，想法完全不一樣。

尹老師再從另外的角度來給我心理輔導，說國防醫學院從事研究環境是全國一等的，沒有幾個醫學院能擁有如此好的儀器設備。能夠操作這些儀器，你就當作玩具一般，難道不值得高興嗎？接下去他又說，你這塊料不太適合當開業醫生，你的性格無法適應外面的醫療環境，在外面執業需要懂得開業術，與學校學到的很不一樣。哇！他的觀察和我母親講的完全一樣，我母親在外面的醫院見多識廣，雖然那時臺灣的醫病關係不像今天

那麼緊繃，但仍有開業醫生的壓力。我母親也常說我個性不適合開業，除非在大醫院或傳統的醫學院裡工作。因此，我最後還是決定出國進修，攻讀更高學位了。

七、前往美國凡登堡大學留學

我希望能到美國學習臨床藥理學，即是今日所謂「轉譯醫學」的前身「臨床研究」之類似概念。首先我就開始去美國在臺協會進行資料蒐集，找到大概五所學校，包括洛克斐勒醫學院、芝加哥大學醫學院、科羅拉多大學醫學院、俄亥俄大學醫學院、凡登堡大學醫學院等。其次，我又獲知當時臺灣有兩個重要的前輩受過美國臨床藥理研究員專業訓練，一位是臺大醫學院教務長謝炎堯醫師，目前服務於和信醫院；另一位是我們國防醫學院生理系的穆瑞運老師。他們兩位都是心臟內科專家，於是我去請教他們，謝炎堯醫師特別幫我寫了封推薦信，再加上自己助教的經驗、醫學士和美國ECFMG證照的背景，送出申請後，很快就獲得所有學校錄取，並且都給我足額獎學金，希望我能夠選擇他們的學校。然而，我因軍職身分出國緣故，必須接受中山科學院獎學金補助，幾經考量並與尹老師商討之後，我遂選擇前去美國鄉村歌曲首都，位在田納西州納許維爾市（Nashville）的凡登堡大學醫學院（Vanderbilt University Medical Center）藥理學系就讀，因為該系臨床研究國際知名，首屈一指。

我於1979年中美斷交後次年前往美國，當時凡登堡大學臺灣留學生只有2、3位，其中有1位是三軍總醫院的陳之凱學長，他在該校一般外科主任那裡接受外科訓練，他非常熱情的接待我，讓我在他的寓所住了2個月。這2個月的關鍵時間，陳學長是帶領我走過突破留學生生活的關鍵人物。陳學長是學院陳尚求副院長的公子，學生時期陳副院長教過我們生物化學，而陳之凱學長曾擔任過三軍總醫院院長、軍醫局處長，退役後到耕

莘醫院擔任院長。我攻讀學位的指導教授是David Robertson，他是凡登堡大學醫科畢業生，太太Rose Marie Robertson則是哈佛大學醫科畢業生，兩人對我的學術生涯影響深遠。因我英文名字稱呼為Phoebus，少有美國人用此暱稱，記得該系當時有位研究生輔導教授Lee Limbird，後來擔任醫學院副院長，在某次校外活動時她誤認為我是個女生（Phebe），把我安置到女生宿舍，曾經鬧了個大笑話，自此事件之後她和我逐漸熟悉。Limbird教授在接受器細胞分子藥理學方面研究國際知名，對我有關知識啟迪方面影響很大。

在美國念書的日子過得非常辛苦，強烈的文化衝擊加上語言障礙，反而激起我的信念，愈有挑戰愈得克服它。回想起來，那段時間真是日以繼夜的攻讀學位。教授上課時總是認為學生都該具有認可的程度，因此講課速度非常快，課後更有大堆資料得帶回去參考，不懂問題還要到校園裡3個不同地點的圖書館去蒐尋資料，以備下次課堂當中教授的發問和討論。上課結束後又得兼顧做實驗，實驗室裡貴重設備也得排班使用，我經常是到晚上別人都休息時，還在挑燈夜戰，想家時候，難過之情無法言喻。另外，研究生還要幫忙教授帶醫學生實驗課，一組實驗6、7位醫學生。示範實驗當天的動物處理工作都是由研究生學長帶學弟，學弟完成手術後讓再學生進行實驗。記得第一次循環藥理學的下午示範實驗課中，我們那屆研究生需要準備好8隻狗，讓教授下午準時授課。過去通常一早就得忙起來，一上午灰頭土臉，中午午餐都沒法吃，才準備好動物。因此，每屆研究生面臨這次示範課程都很怕，而我心中卻沾沾自喜，想到有機會來展現實力了。國防醫學院給我助教的歷練，讓我對於此事胸有成竹。當天實驗課前，其他同學都很擔心，要求大家7點半鐘就集合開始準備動物，我說不必，半個小時時間就足夠處理完畢。聽我指揮大家早上10點鐘才集合，大約半個鐘頭我那組就領先順利結束手術，實驗課之前，我還抽空幫忙其他各組處理手術未完成的動物。就此，我的聲名大噪，傳遍整個生理

系和藥理系。

　　當時出國期間不准回國，而且4年之內要求修畢返國，無論是否得到學位。出國期間太太小孩也都不能前往，我的二女兒是在我出國後第2個月出生，老大那時已滿4歲，當然時刻掛念她們母女三人。尤其我在遭到實驗困難的時候，心理壓力要比在臺灣更大了，遇到挫折誰都幫助不了，同學個個自顧不暇，需要自己克服。當時有位榮總從事放射科的前期校友，楊俊愛醫師家庭，是我主要獲得精神慰藉的地方，對我幫助甚大，至今我都非常感念他們。

　　畢業口試前我又有段插曲，記憶深刻！口試前那禮拜恰巧遇到7月4日美國國慶，陳幸一老師從臺灣來看我。雖然我馬上要答辯口試，不好意思說沒有空，於是接待他住在Robertson教授家1個禮拜。他回臺灣當天，我開車送他到機場，事畢返家途中我出了大車禍，幸虧大難不死。當時Robertson夫婦和他們母親給我很大的支持力量，要我不必擔心車禍問題，所有事情由他們的律師去處理，我自己只要安心去應付3天後的口試即可。運氣很好，此事並未嚴重影響我的學位考試。記得在我獲得博士學位後，Robertson教授夫婦有天到我房間向我提及是否願意繼續留在美國，替我辦理居留身分，我則委婉解釋拒絕了他們的美意，得到他們的理解。獲得學位後藥理學系又給我半年時間擔任協同研究員工作，直到1984年年初我才返國。返國之前，楊志剛老師曾經寫信問我，有無意願回國後前去榮總毒物科服務，我婉謝了他的美意，否則，我今天可能在陽明大學醫學院了。

八、返國復職的歷練

　　我返國時候已是潘樹人老師擔任學院院長，那時尹在信老師在校擔任學院副院長兼三總院長，而藥理學系已經改稱藥理學科，主任是林正一老

師。我回國復職沒多久即升等為中校副教授。潘院長當時很支持藥理學科的發展。我回國後融合臨床與基礎藥理學兩方面專長，開始帶領研究生，直到1988年間很重要的任務就是藥理教學和研究。那時候我已經深刻體認到原來不是很瞭解的事情，愈瞭解愈有興趣，自我肯定產生信心，個人境界的確提升不少，發表不少國際重要論文著作。1988年中旬，我的文章獲得瑞典卡洛琳斯格科學院（Karolinska Institutet）藥理學研究所Torgny Svensson教授之重視，由瑞典醫學會和卡洛琳斯格科學院提供我來回機票和生活費用，特地邀請我去他的實驗室擔任訪問學者（Visiting Scientist）工作。我告知潘院長這個機會，他很鼓勵要我接受這項榮譽，發文國防部准我前往，公文特別附記出國費用是由瑞方支應，所以1988-1989年期間，我又去到瑞典，開拓了我的第二個學術生涯階段。我在瑞典停留1年半的時間當中，發表六篇有關精神藥理學方面的重要論文著作。此外，出國前我已經送審教授資格，1988年8月初我在瑞典期間獲知已經順利升任上校教授，因此1989年底瑞典回國後，我的職銜為上校教授。

　　1984年至1996年中間，我指導了將近25位研究生，多數是外校生，另外有幾位是校內醫科畢業生，第一位是呂志成醫師，現任三軍總醫院麻醉科副教授，第二位是劉亞平醫師，現任生理學科副教授，兩人臨床研究背景都非常優秀。另外，我美國回來大概第2年，在藥理學科有位醫科學弟，曾清俊教官，也希望到美國凡登堡大學去進修，我便把他介紹過去，我倆指導老師都是David Robertson教授。和我一樣他回國後升等教授，且一路至今仍然從事基礎醫學研究。曾教官現在國內藥理學、生理學界是個相當傑出的學者，獲得多年國科會傑出研究獎，主要專精於腦循環藥理領域，至今我倆仍是相當親密的研究夥伴。當然，這段時間當中尚有許多航太和海底醫學中心醫科畢業生，出國深造之前，都會先到我的實驗室學習1年，譬如現任三總精神科的萬芳榮教授。

我們職業軍人當初出國進修，按照國防部規定，需要延長服役年限，1年折抵2年，延長8年是最大限度。所以加上去瑞典時間，我軍中服務待滿到1993年8月1日就可以退伍。當我從瑞典回國之後，那時有某私立醫學院啓創階段來徵詢我的意願，希望能去投效他們；然而，我還是選擇繼續留在學校了。我從瑞典回國當時，尹老師調任學院院長。不久，尹院長認為學科需要我，建議我回調生理學科，所以我就重新回到生理學科，1年之後接受科主任職務，一直做到尹院長退休，1996年我進教務處為止。

1991年馬正平老師接任院長。在馬院長時期，我記得他最讓我感念深刻的，是他對基礎醫院老師的尊重，以及積極整建內湖院區。我擔任科主任時，老院區有些職務官舍已經老舊到處漏水，我有次在某個場合向他提及，沒隔多久他就把房舍外面的水管全部整修。馬院長平常不會干擾老師的教學任務，提供大家充分的時間和研究經費，那段時間由於國防部文人部長孫震先生和行政院郝柏村院長，兩位長官關鍵時期前後都非常重視國防醫學院的整體發展，無形中給予許多寶貴實質的支持力量，使得本學院雖然作為軍事學校，教育研究經費方面我們沒有太多的顧慮，當時培育出的許多師資後起之秀，至今尚在學校奉獻心力。

尹院長曾向我提了些未來可能的發展前景，但我不很在乎。一般而言，國防醫學院早期都是系科主任、教務處長、教育長然後副院長、院長，甚至軍醫局，大概的軍管歷程，而且多半從事基礎醫學醫科畢業的同學比較有些機會，當時我沒想這麼多，也沒想過再回臨床，準備追隨前賢有始有終做好基礎醫學的教育和研究工作。馬院長退休後，李賢鎧老師接任院長，有天他突然到我辦公室詢問我是否願意至教務處磨練，我想想能夠拓展和不同背景學生接觸的機會，同時對於學院也有助益，所以便答應了。我接任處長時，母親過世不久，與我交接職務的是同班同學葉明陽教授，再之前就是後來的孟慶樑副院長。

實際上，自從美國回國到進入教務處之前，我已經非常積極地參與國

內、外各種醫學組織和學會的活動。譬如，國內的中國生理學會、中華藥理學會、中華民國基礎神經科學會；國外的美國藥理治療學會、美國聯邦臨床醫學研究學會、心臟醫學會、自主神經科學會……等等。國內3個學會中，我都擔任理事很長一段時間，並且參與籌備工作，直到今天，我還是中國生理學會的理事。因而，我認識許多基礎醫學界的朋友，也參與中央研究院生醫所、國科會、國衛院、考試院考選部、學院生科所博士班、衛生署藥政處、管制藥品管理局、農委會、環保署等單位相關事務，協助辦理各式教育和研究活動。

1996年下旬，我調任教務處處長，學院內部已經開始有些存廢的雜音，榮景不再，時任參謀總長湯曜明將軍時代，國軍人數逐漸縮減。當時有幾個單位，計畫科、考核科、教材科、視聽中心，還有圖書館歸於教務處管轄，行政人員開始還滿多，約有30多個組員，大家各司其職、發揮長才，讓我處理教務工作還可以得心應手。因為我國的軍事教育體制，國防部設有軍教處，是掌管軍事教育管理的單位。因此，體制內我需要與不同長官接觸，經常開會，但是穿著上校軍服與會，我的心中莫名壓力很大；對外界學術單位的接觸，像是教育部、中央研究院、國科會、衛生署等，我則感覺比較自在。

我當了半年處長之後，沒想到李院長很快調離去擔任軍醫局局長，後來就是沈國樑老師擔任院長，大概有5、6年的光陰，我在教務處的期間幾乎都和沈院長共事。李院長和沈院長是同班同學，而且也是臺北成功高中校友，待我甚好。我跟隨沈院長歷練過的教務行政工作不勝枚舉，記憶當中是我人生最忙碌的階段。最重要的任務便是順利執行學院的搬遷工程。學院從水源地舊校區搬遷到內湖新院區是在沈院長任期內完成，當時我擔任計畫科和整建小組指揮，是搬遷首批先導單位。沈院長對學校的重要貢獻，在於凝聚校友的情感，自此校友會逐漸蓬勃發展，並且由蔡院長號召支持母校發展成立思源基金會，逐漸有了今日的規模。早期軍校相關

組織，統一稱謂「中央軍校聯合校友會」，我覺得當時沈院長已經體認到國防醫學院未來必須要能匯聚自己校友的力量，才能持續發揮影響力，這高瞻遠矚的見識對學校長遠發展而言，的確起了一些關鍵性作用。

我擔任長達5年的教務處長，2001年3月至9月再度獲得凡登堡醫學院臨床研究部邀請前往擔任客座教授（Visiting Professor）半年光景，2001年下旬回國之後遂榮幸獲升為教育長，任職到2003年上校軍職最大年限退役。長達8年的教務行政工作歷練當中，我遇到不少重要的大事，例如國家政黨輪替、軍方精進案和精實案 921大地震、校區搬遷、納莉颱風侵襲內湖地區大淹水、國防大學成立，以及2003年4月遇到SARS風暴，此乃卸任前最後經歷的大事，幾個月後，學校教育評鑑以及醫學教育改革後，便安然退伍。教育長甫卸任未久，馬偕、耕莘與南部一所護理專科學校都來邀請我前去任職，張聖原與王先震院長都鼓勵我續留學院，繼續基礎醫學教育工作。我遂選擇留下來，先後輪調於生理學科、海底醫學中心和醫學系擔任專任教授。2年後耕莘醫院陳之凱院長與學院張德明院長採取合聘方式，讓我應聘於天主教耕莘醫院，協助他們成立了醫學研究中心。

我擔任學院教務行政職務期間，說實在的，每天忙碌得簡直沒有時間能夠回到生理6樓實驗室看看，有時晚上抽空回去一下，研究生都已早早離開。幸好，學科一些同事過去都是自己以前帶出來的學生，譬如劉亞平副教授和萬芳榮教授，他們都會過來幫忙兼顧實驗；但是，後來我也因為照顧不暇而少收研究生了。2003年我退役回到實驗室之後，實驗室真是百廢待舉。一轉眼又將近10年，靠著生理學科主任和呂、劉、萬、曾等人的研究協助，慘澹經營經過了幾年時間，我又重新再起，已經指導研究生10位，研究領域仍然著重於系統整合方面之循環和行為生理學。

九、對學校與在校生的建議

　　現在回想起來，我最有可能是很早脫離學校團隊的一員，因緣際會我卻留校至今，經歷各任院長之領導。前已過世的鄔翔老師在編纂院史時，我在院本部任職，認為是件非常有意義的大事，當然，這次編纂院史，我也就非常的重視，並且欣然接受訪談邀請。

　　我覺得學院因屬軍事院校的緣故，人員對於命令和任務的服從性高，相較之下是一種特色，但由於軍職人員有限年退役的經管機制，此對軍校教育研究學術人才的維持有相當程度的影響。不過，退役人員深受民間機構喜愛，從整個國家社會的角度而言，也可說是為國儲才。

　　目前學院的當務之急，在於人才培育與軟體建設兩方面。單位主官雖然有任職限年之限制，後繼者在任時需要能夠貫徹已訂的政策方向，避免鐘擺效應。歷經組織扁平化和人力精簡過後，學院更得重視行政支援教學的重要性，行政工作分層負責，讓老師能夠充分發揮自己「教學、研究平衡發展之能力」。經費預算及物力資源緊縮，更要有穩定性的挹注與規劃，校務才有源遠流長的發展空間。基礎醫學的師資流失問題，更是亟待解決。師資能量的補充，需要考慮如何維繫學院固有之學術發展特色。有限師資出缺情況下，也要考慮到如何改變編制，使得進用教師能夠惟才適用，也要避免新進教師學術能量曇花一現的可能狀況。

總纂 /

司徒惠康

國防醫學院 院長（2013.04– ）

撰修 /

葉永文

國防醫學院通識教育中心教授，專長為醫療社會學、醫療與文化、醫療史、中國近代史，近年來專注於臺灣醫學發展研究，出版過《臺灣醫療發展史》、《醫療與文化》、《臺灣中醫發展史》、《中華民國軍醫教育發展史》等書。

劉士永

中央研究院臺灣史研究所研究員，專長為醫學史，近年來專注於日本殖民醫學史、二十世紀現代醫學與公共衛生史等研究，出版過《蘭大弼醫生口述歷史》、《榮藥濟世：臺灣產業經濟檔案數位典藏專題》、《Prescribing Colonization: the Role of Medical Practice and Policy in Japan–Ruled Taiwan 1895–1945》、《武士刀與柳葉刀：日本西洋醫學的形成與擴散》等書。

郭世清

國防醫學院通識教育中心助理教授，專長為政治學、兩岸關係、醫易整合研究，近年來專注於軍醫史、軍事專業倫理等研究，發表過〈林可勝：閭聲晦影的中研院院士與國防醫學院院長〉、〈政府遷臺後的國防醫學貢獻與發展〉、〈關公刮骨療毒之人文醫學觀〉、〈臺灣援外軍醫團口述歷史計畫〉等文章。

封面題字 /

于右任先生於1948年為國防醫學院題寫院名。

于右任（1879–1964），清末光緒朝舉人，因諷時政遭通緝，參加中國同盟會，為中華民國開國元勳之一。民國成立後歷任政府要職，尤擔任監察院院長長達卅四年（1948–1964），是史上在位最久的五院院長。于右任精擅草書，是中國近代知名書法家，有《標準草書》刊行於世，被譽為「當代草聖」，晚年自號「太平老人」。

國家圖書館出版品預行編目資料

國防醫學院院史：耆老口述／司徒惠康總
纂；葉永文，劉士永，郭世清撰修. ――初
版. ――臺北市：五南，2014.12
　　面；　公分
ISBN 978-957-11-7889-9（平裝）. ――
ISBN 978-957-11-7899-8（精裝）
1.國防醫學院　2.歷史
419.333　　　　　　　　　　103021419

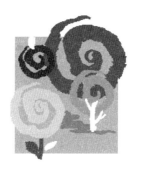

4Q08　國醫百年，源遠流長――

國防醫學院院史：耆老口述

總　　纂 ― 司徒惠康

撰　　修 ― 葉永文　劉士永　郭世清

編　　輯 ― 林廷叡　郭世清

校　　對 ― 林廷叡　郭世清　許宸瑞

封面設計 ― 果實文化設計工作室

發 行 人 ― 楊榮川

總 編 輯 ― 王翠華

副 總 編 ― 蘇美嬌

出 版 者 ― 五南圖書出版股份有限公司

地　　址：106台北市大安區和平東路二段339號4樓

電　　話：(02)2705-5066　　傳　　真：(02)2706-6100

網　　址：http://www.wunan.com.tw

電子郵件：wunan@wunan.com.tw

劃撥帳號：01068953

戶　　名：五南圖書出版股份有限公司

台中市駐區辦公室/台中市中區中山路6號

電　　話：(04)2223-0891　　傳　　真：(04)2223-3549

高雄市駐區辦公室/高雄市新興區中山一路290號

電　　話：(07)2358-702　　傳　　真：(07)2350-236

法律顧問　林勝安律師事務所　林勝安律師

出版日期　2014年12月初版一刷

定　　價　新臺幣380元　　（精裝）